看圖就能變鷹眼

3D賞鳥
視力恢復法

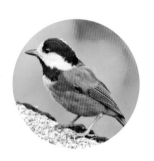

醫學・藥學博士
栗田昌鈺
著作・鳥類攝影

瑞昇文化

從成人到兒童，現代人皆陷入「視力」的大危機中！

我們的「眼睛」是屬於不可交換、非常非常重要的「器官」。

即便是如此、隨著資訊社會的高度化，我們眼睛所處的環境卻變得越來越嚴峻。

從成人到兒童，眼睛的困擾種類和嚴重程度都在不斷地增加。

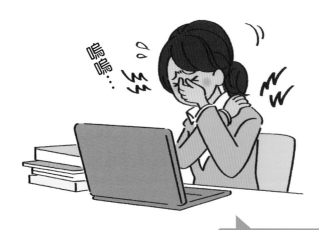

每天用電腦作業讓眼睛感到疲勞。不只眼睛痠痛，甚至還有肩膀僵硬、脖子僵硬，頭痛等的困擾……

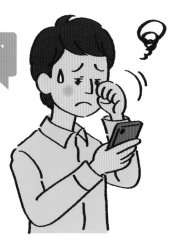

自從使用智慧型手機以來，
視力急遽地下降！

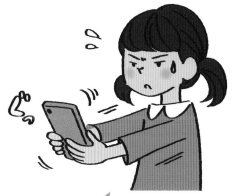

過度沉迷於遊戲的兒童也會演變成
「智慧型手機老花眼」！？
擔心兒童的視力下降

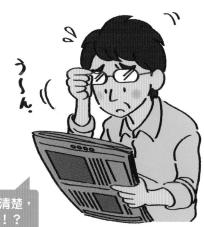

字體太小看不清楚，
難道是老花眼！？

我們
不是用「眼睛」，而是用「大腦」來「看見東西」。

據說我們接收到的訊息中，大約有 8 成是通過眼睛進入的。眼睛確實可以說是「訊息之窗」。

然而，當我們「看東西」的時候，並不僅僅只是用「眼睛」在看。

由「眼睛」進入的訊息交由「大腦」處理。

從「眼睛」進入的訊息，必須經過「大腦」的「處理」後，才能**知道「看到的是什麼」**。

也就是說，「看東西」時、更重要的是「大腦」而不是「眼睛」。

這種從眼睛進入訊息到大腦判斷為止的「看東西」的過程，我將它總稱之為「眼力」。

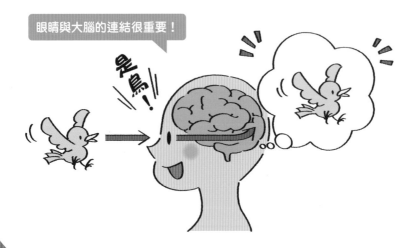

眼睛與大腦的連結很重要！

是鳥！

眼睛與大腦是「一心同體」的。

「眼力」一旦向上提升，記憶力、集中力、判斷力、思考力等等「大腦的功能」也會同時被鍛鍊。

如果是成人的話，工作效率能夠提升；

如果是兒童的話，會直接反映在學習力上。

除此之外，也能達到降低失智症的風險。

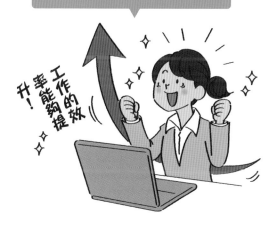

眼睛是左右「腦力」的重要器官！

工作的效率能夠提升！

只要盯著看，就會驚奇地發現這些奇妙的照片，
竟然會立體地浮現出來！

為什麼只要用立體視
觀看這些「3D 照片」，
眼睛就會瞬間變得明亮呢？

本書所介紹的「栗田式 3D 立體視訓練」，是一種可以同時鍛煉「**眼睛**」和「**大腦**」的劃時代「**視力恢復方法**」。

1　鍛鍊控制眼球運動的肌肉「**眼肌**」，
　　增強「**迅速對焦**」近處和遠處的能力。

2　刺激「**大腦**」，
　　提高快速處理從眼睛進入的訊息的能力。

「栗田式 3D 立體視訓練」因為不僅針對「眼睛」、還對「大腦」進行鍛鍊，在短期內視力就會迅速地提高。

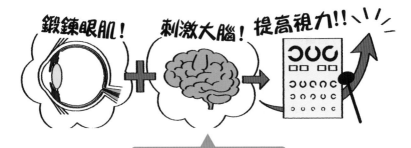

鍛鍊眼肌！　刺激大腦！　提高視力!!

因為同時鍛鍊，效果顯著！

在心中打造
「真實的自然世界」吧！

　　用立體視觀看本書刊載的「身邊的鳥類 3D 照片」，「眼力」就能夠不斷地向上提升。

　　這些鳥類幾乎都是我們身邊常見的種類。
　　「什麼？我們身邊有這樣的鳥類！？」
　　或許會感到如此驚訝，但實際上我們人類與許多鳥類是共同生活在一起的。
　　書中刊載的鳥類照片，是我在東京都內的自宅周邊、工作場所、以及在各地出差或休閒時拍攝的部分照片，其中還有一些是在美國西海岸拍攝的。

　　在本書裡，我們為每一種鳥類加上簡短的註解，讓讀者能夠了解關於各種鳥類的基本知識。
　　這是為了幫助大家激發想像力和聯想力，提高眼力觀察所需的最低限度的基本知識。
　　並非是「一旦學會了立體視就結束了」。
　　請努力以更立體更清晰的方式理解每一種鳥類。
　　發揮你的感受力、想像力和聯想力來觀察牠們吧！
　　這樣一來，眼力也會逐漸提高。
　　同時，也請務必一同感受我們生活在自然當中的奧妙，那份存在的「驚奇感」。

不僅僅是**近視**、**散光**、**眼睛疲勞**和**老花眼**等有所改善！已經證實還具有**舒緩心靈疲勞的「療癒效果」**！

本書中所進行的「立體視訓練」，最初是我作為「栗田式速讀法」訓練的一部分所開發出來的。

而且，我們已經收到了許多進行了「立體視訓練」的讀者們的反饋。

- ●視力恢復了
- ●散光改善了
- ●老花眼改善了
- ●視野變得明亮了
- ●左右眼的平衡和重影問題也得到了改善
- ●眼睛的疲勞得到了改善，看東西變得更加清晰

視野變得更清晰！

> 原來世界是這麼的美麗啊！

> 疲軟疲勞的眼睛也變得清爽！

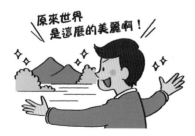

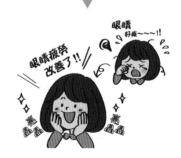

● 頭腦清爽，精神上能夠得到放鬆
● 集中力提高了
● 看到 3D 圖像覺得感動而且有趣

也有上述精神面的效果。除此之外，

● **奇怪的是，肩膀僵硬和頭痛也消失了**

這些都是對身體產生影響的報告。這種訓練不僅僅是一石二鳥，還有可能達到一石三鳥、一石四鳥，甚至有更多的效果。

現在輪到大家了。
請嘗試在本書體驗各種令人驚奇的事物吧！

看到的時候很有快感！！

消除不適感！

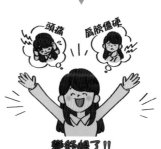

目錄

- 我們不是用「眼睛」，而是用「大腦」來「看見東西」。 004
- 為什麼只要立體視觀看這些「3D 照片」，
  眼睛就會瞬間變得明亮呢？ 006
- 不僅僅是近視、散光、眼睛疲勞和老花眼等有所改善！
  已經證實還具有舒緩心靈疲勞的「療癒效果」！ 008

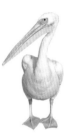

Part
1 神奇～照片飛出來了～
在進行「栗田式 3D 立體視訓練」之前

實際操作看看吧！挑戰「交叉法」和「平行法」！ 014

Part
2 1 天 3 分鐘讓眼睛變得更好！
用 3D 照片觀察身旁的 45 種鳥類

1 **金翅雀** 容易被誤認為麻雀，黃色的圖案出乎意料地美麗 022

2 **翠鳥** 翠鳥就像寶石一樣，色彩鮮艷是受人歡迎的鳥類 024

3 **北長尾山雀** 毛茸茸的，非常小巧可愛的鳥 026

4 **灰喜鵲** 雖然叫聲有點遺憾，但長長的尾巴在飛行時顯得美麗而優雅 028

5 **家燕** 憑藉著敏捷的飛行能力，他們也會遷徙到印尼 030

6 **褐頭山雀** 頭頂戴著黑色貝雷帽的可愛小鳥 032

7 **煤山雀** 棲息在山地的針葉樹林中，體型非常小的鳥類 034

8 **雜色山雀** 雜色山雀是腹部呈橙色，面貌奇特的可愛小鳥 036

9 **草鵐** 臉頰、眉毛和夏巴上的白色花紋，像是歌舞伎演員的隈取 038

10 日菲繡眼鳥 不管是表情還是動作、成對看更加可愛，是非常受歡迎的小鳥 040

11 棕耳鵯 牠們非常喜歡果實和花蜜，擁有尖銳的叫聲和敏捷的飛行能力 042

12 金背鳩 清晨或下雨天會發出低沉咕咕聲的山地鳥類 044

13 野鴿（土鳩） 自古以來憑藉著其優越的歸巢本能，作為傳信鴿發揮重要的功能 046

14 小白鷺 黃色的鳥足是白鷺屬中體型最小的 048

15 蒼鷺 不論是鳥喙、脖子與鳥足都相當細長，是日本最大的水鷺 050

16 大白鷺 屬於白鷺類中最大且最優雅的候鳥 052

17 非洲琵鷺 鳥喙呈湯匙的形狀，臉則像是同類的朱鷺 054

18 粉紅背鵜鶘 繁殖期間腰部會變成紅色，是體型第 2 小的鵜鶘 056

19 白鵜鶘 成群結隊地追趕魚群，用喉囊一口氣撈起獵物的粉紅色水鳥 058

20 鯨頭鸛 「如同標本一樣動也不動」般大受歡迎的鳥類 060

21 灰椋鳥 從益鳥逐漸變成害鳥的身邊常見的鳥類 062

22 白鶺鴒 擁有強大適應力，能夠進軍都市環境的黑白色調的鳥類 064

23 東方大葦鶯 在蘆原中整天以洪亮的聲音鳴叫的夏鳥 066

24 藍磯鶇 藍色的羽毛與橘色的腹部，色彩相當美麗 068

25 赤翡翠 在日本擁有火之鳥的別名，全身紅色棲息於森林中的鳥 070

26 白頰山雀 身邊能夠遇見的可愛且美麗的小鳥 072

27 鴛鴦 有著獨特髮型，色彩極鮮豔的美麗鴨子 074

28 麥哲倫環企鵝 在南美洲南端聚集了 50 萬隻，具有高度忠誠度的企鵝 076

29 西美鷗 在美國的西海岸經常看到的強壯大型海鷗 078

30 灰冠鶴 華麗的頭飾就向皇冠一樣，是一隻時尚的鳥 080

31 琉球松鴉 棲息在奄美大島，羽毛呈琉璃色的美麗自然紀念物 082

32 托哥巨嘴鳥 鳥喙異常巨大的亞馬遜的寶石 084

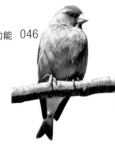

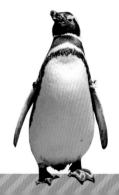

33 **太陽鸚鵡** 色彩繽紛、性格陽光，容易親人的鸚鵡 086

34 **費氏牡丹鸚鵡** 愛情鳥是一種容易親近且富有愛心的鸚鵡 088

35 **美洲紅鸛** 鮮豔的鮮紅色且腿和脖子都超長的紅鶴 090

36 **蜂鳥** 在空間停留吸取花蜜的「飛行的寶石」 092

37 **疣鼻天鵝** 額頭上有瘤，自古以來就與人類有著深厚關係的優雅鳥類 094

38 **綠頭鴨** 代表鴨類的世界著名鳥類，其綠色的頭部十分美麗 096

39 **花嘴鴨** 以「攜帶幼鳥搬家」而聞名，眼睛有一道黑色橫線穿過，令人印象深刻 098

40 **日本鶺鴒** 棲息在水邊，是日本珍貴固有種的黑白相間鶺鴒 100

41 **斑點鶇** 擁有白色的眉毛和橘色的羽毛，其站立的的姿態非常具有特色 102

42 **田鶇** 田鶇是一種與草鶇相似的冬季候鳥 104

43 **花雀** 眼神可愛的冬季候鳥，甚至會成群來到市區 106

44 **黃尾鴝** 擁有白色紋路的羽毛，橘色的腹部也非常美麗 108

45 **鵰鴞** 擁有著迷人眼神、是世界最大級的貓頭鷹 110

• 持續報導開心消息！「立體視訓練」經驗談！ 112

特別專欄

可愛的小麻雀 113

• 透過Q&A深入了解
  享受樂趣的同時得到最大的效果 120

索引 126

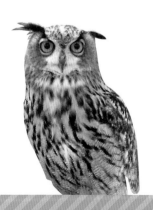

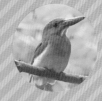

Part 1

神奇～照片飛出來了～

在進行「栗田式3D 立體視訓練」之前

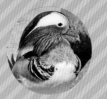

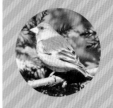

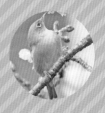

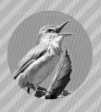

實際操作看看吧！

挑戰「交叉法」和
「平行法」！

讓我們掌握立體視的「2 種觀察方法」吧！

接著讓我們實際用 3D 照片（圖）來練習吧！

在立體視中有所謂的「交叉法」和「平行法」，2 種觀察方法。

首先，邊閱讀 15 ～ 16 頁的說明，邊用 2 種觀察法嘗試以下圖片的立體視吧！

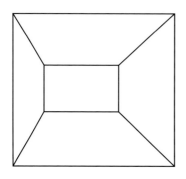 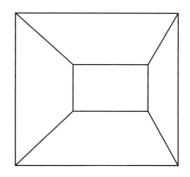

交叉法

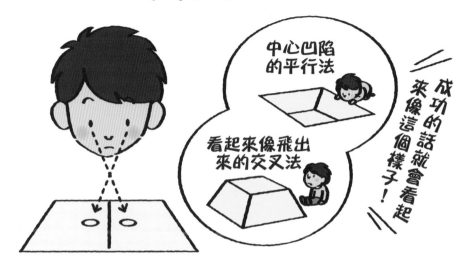

中心凹陷
的平行法

看起來像飛出
來的交叉法

成功的話就會看起來像這個樣子！

① 來試試看「交叉法」吧！

　　請看左邊頁面的 2 個四方形。將視線集中，嘗試像上面的插圖一樣，**用左眼看右側、用右眼看左側。**

　　試著像看距離非常近的物體一樣（具體來說，像看第 14 頁的圖和眼睛之間的中心點位置）。

　　如果不確定自己是否做對了，可以試著眨眼確認（如果不能眨眼，也可以用單手遮住一隻眼睛）

　　如果正確地完成了，暫時保持這個狀態，2 張圖會在大腦的運作下重疊，就能看得見立體圖像。

　　你覺得如何？如果**中心的小四方形看起來是向前飛出來的話就成功了！**

平行法

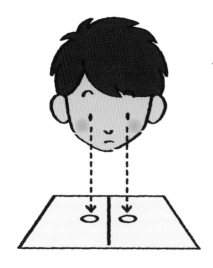

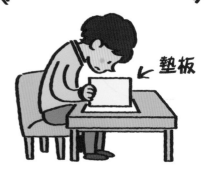

這樣做更容易看得見！

墊板

② 來試試看「平行法」吧！

這一次，像上面的插圖一樣，不要將視線集中，嘗試**用右眼看右半邊的圖，用左眼看左半邊的圖**。請試著像看著紙後面遠處的東西一樣進行。

一開始可能會看到 4 個圖形，但過一會兒，在大腦的運作下會將左右的圖重疊，變得立體起來。你覺得如何？如果**中心看起來凹陷下去，那就成功了！**

假如不成功的話，可以在 2 個圖的正中間垂直放置一張紙或墊板等，試著從正上方觀察看看。保持這個狀態一段時間後，2 個圖就會重疊，變得立體起來。

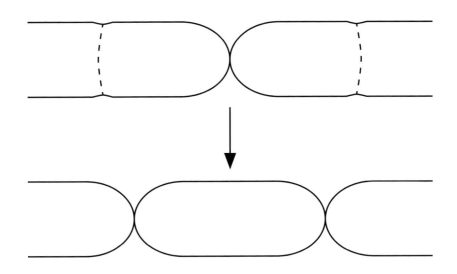

❸ 「用維也納香腸測試法」來檢查視線！

　　不論是使用「交叉法」還是「平行法」，如果四方形的凹凸感都一樣，那麼很遺憾地、您沒辦法控制好視線。請再嘗試一遍、並注意您的視線。

　　上半頁插圖的上半部是雙手食指指尖相接觸的樣子。看著這個圖、或者盯著自己的手指，嘗試著進行「交叉法」或「平行法」。如果成功了，就會像插圖的下半部一樣，看到指尖重疊、呈現出類似維也納香腸的形狀。如何呢？

　　實際上，**形成的香腸的長度，反映出眼睛集中視線的方式。**

　　在交叉法中，香腸越長、表示眼睛集中視線的程度越強。在平行法中，視線的角度越大，香腸就越長。通過這種訓練，培養控制視線集中方式的能力吧！

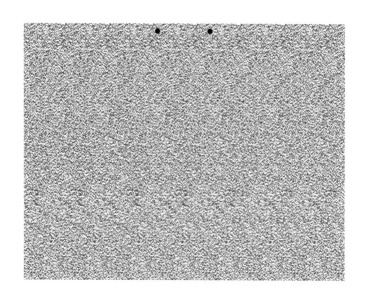

❹ 挑戰隨機點立體圖（RDS）！

在這裡，我們來介紹一種稱之為隨機立體圖 (RDS) 的立體視。RDS 是在看似毫無意義的點陣排列中隱藏著立體圖像。

不論是用交叉法或是平行法，都可以看得見立體圖像。

那麼，讓我們來試試看吧！注視著圖上方的「兩個黑點」。正常情況下，將視線集中於黑點時，應該能從右眼看到 2 個、左眼看到 2 個，總共 4 個黑點。在這種情況下，重要的是調整視線、使內側的 2 個黑點能夠重疊。如果能夠做到這一點，速度快的人會瞬間看到立體圖形，速度慢的人則是慢慢地浮現圖形（答案在地 20 頁）。

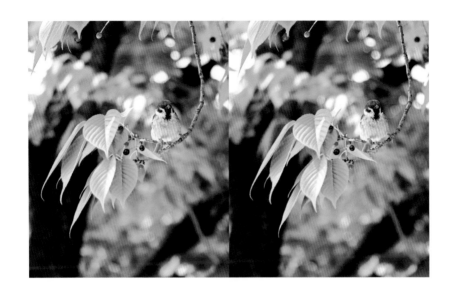

⑤ 試著用交叉法來看看在櫻花小枝條上盪鞦韆的麻雀吧！

　　最後，我們來用實際的照片練習一下。這裡使用的是交叉法的照片。
這張照片也是我拍攝的。看見麻雀在櫻花樹果實的小枝條上享受盪鞦韆的樂
趣時，我立刻拍了下來。

　　不僅要看到麻雀可愛的姿態，還要試著訓練到能立體地看得見風景的每一
個角落。如果能從照片中感受到 5 月清爽的微風，那麼你已經是高階者了。

　　有些人能夠很快地做到，有些人則是需要更多的時間。但只要稍微堅持一
下就能掌握到技巧，一定能看得見。每天只需要 3 分鐘，不要放棄、繼續挑
戰看看吧！

立體視最大的技巧，就是在邊享受邊放鬆的狀態下進行。一旦掌握了方法，馬上就用第 22 頁以後的照片來挑戰一下吧！

翻開來後，左頁的照片是用 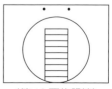（標記著交叉法符號）、右頁標記著平行法符號的照片可以用 來觀看立體視。

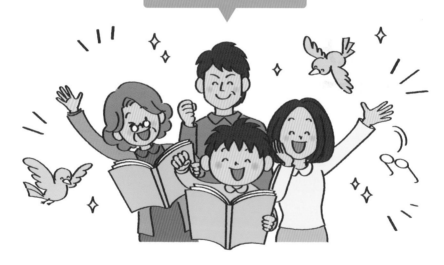

那麼，讓我們開始吧！

左頁的照片標有的標記，右頁標有平行法標記的照片可以用「平行法」來進行立體視。

〈第 18 頁的解答〉

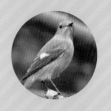

Part 2

1天3分鐘讓眼睛變得更好！

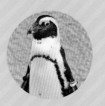

用3D照片觀察身旁的45種鳥類

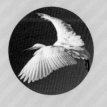

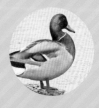

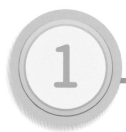

1 金翅雀

容易被誤認為麻雀
黃色的圖案出乎意料地美麗

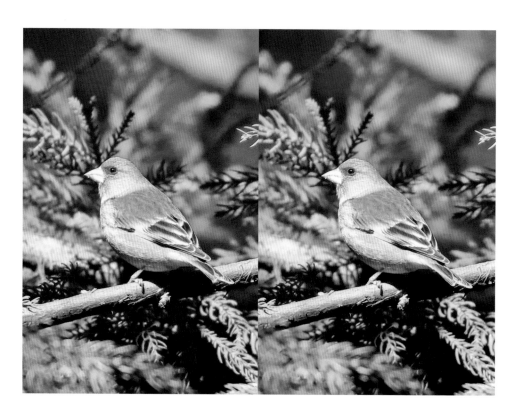

交叉法

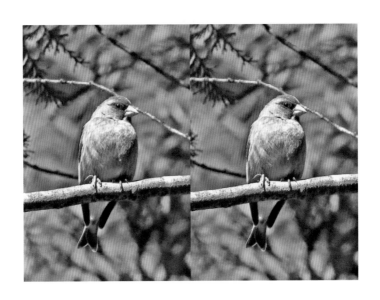

🍃 更多關於「金翅雀」的資訊 🍃

在日本，金赤雀幾乎是留鳥。整體呈黃褐色，但其翅膀上的黃色斑紋是牠的特徵。從胸部往上帶點綠色，眼睛有著獨特的神采。在飛行中，黃色的斑紋相當地顯眼，更加彰顯其美麗的特質。然而，因為牠的體型大小與麻雀相當接近，經常會被誤認為麻雀。了解牠的鳴叫聲後，可以更早注意到牠，並且享受與之相遇的樂趣。平時的鳴叫聲（地鳴）是「嗶哩哩哩～」這種獨特的音色，一聽就能夠辨識。在城市地區經常會停留在電線上，但假如有河岸、則更有可能鳥如其名（金翅雀的日文漢字寫成河原鶸）的在那裏遇見牠。

分類：雀形目雀科　全長：14cm
分布：東亞

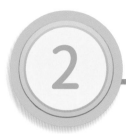

2 翠鳥

翠鳥就像寶石一樣
色彩鮮艷是受人歡迎的鳥類

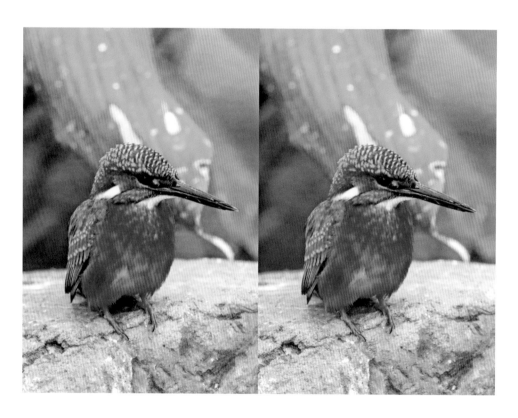

交叉法

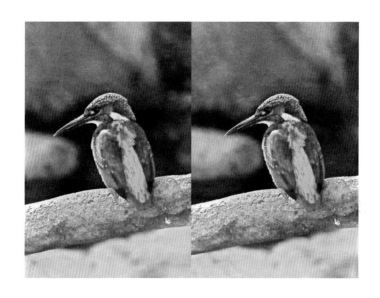

更多關於「翠鳥」的資訊

翠鳥是一種擁有藍色羽毛的美麗鳥類，相當受歡迎。牠的臉頰和腹部的橘色，以及背部中央的淺藍色都很迷人。雄鳥的長喙是黑色的、而雌鳥的下半部是紅色的。翠鳥的日文漢字也寫作翡翠，後來這個名詞就成為藍色寶石「翡翠」的名稱。在日本，翠鳥分布於全國各地，棲息在河川、池塘或湖泊的水邊。在北海道，翠鳥會在冬天遷徙到溫暖的地方，但基本上還是屬於留鳥。即使在東京都內，也能在有池塘或河流的多個公園內遇見牠們。築巢時，翠鳥會在靠近水邊的懸崖等地方挖掘巢洞。翠鳥在空中懸停後，迅速地俯衝水面捕魚的姿態非常地精采。

分類：佛法僧科翠鳥科　全長：17cm
分布：歐洲、北非、印度、東南亞、日本等

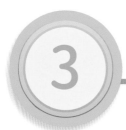

3 北長尾山雀

毛茸茸的，非常小巧可愛的鳥

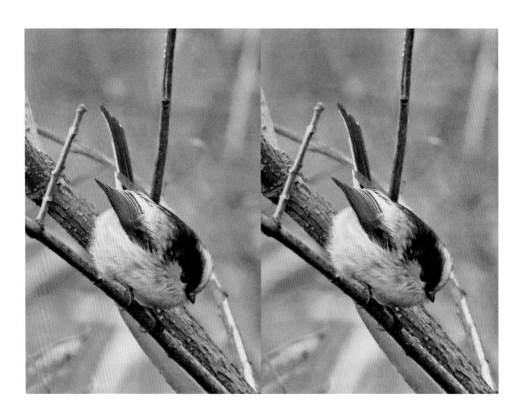

交叉法

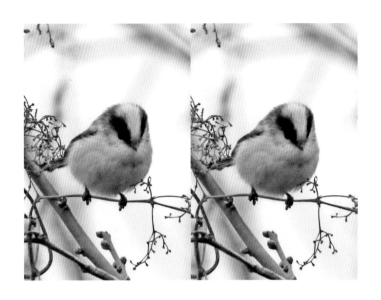

更多關於「北長尾山雀」的資訊

這種鳥因為「小巧且非常可愛」而備受歡迎。麻雀的體重約為 24g，這種鳥的體重約為 6 ～ 10g 左右。牠是日本第二小的鳥類，僅次於戴菊鳥。眼睛像黑芝麻一樣小，粗黑的眉毛延伸到背部，翅膀和尾巴是黑色的、頭部和腹部是白色的、肩部帶點微紅色，體型圓潤、羽毛柔軟，就像個小絨毛玩具！北長尾山雀的日文名字「エナガ」意為「尾巴很長」，指的就是牠那根長長的尾巴。牠們棲息在平地和山地的森林中，在非繁殖期會成群結隊，並與其他種類的小鳥一起形成「混群」遷徙。牠們「擠在一起睡覺」的習性也非常有名。

分類：雀形目長尾山雀科 全長：14cm
分布：歐亞大陸的中緯度廣泛地區以及日本

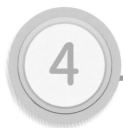

4 灰喜鵲

雖然叫聲有點遺憾，
但長長的尾巴在飛行時顯得美麗而優雅

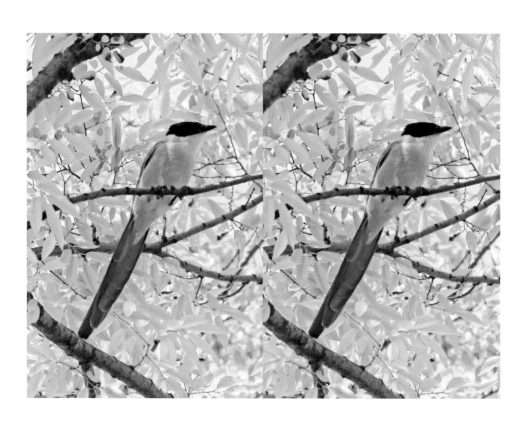

交叉法

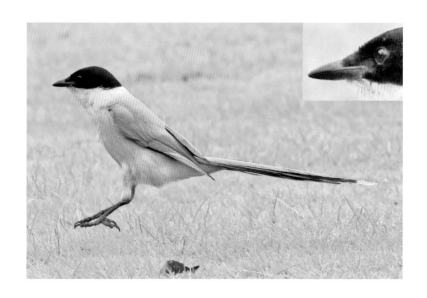

🥠 更多關於「灰喜鵲」的資訊 🥠

正如其名所示，這種鳥的尾巴很長，背部和尾巴有些許藍色。若是不計算尾巴的長度，實際上與灰椋鳥差不多大小。牠的體型修長，飛行姿態優雅，因此擁有不少粉絲。然而遺憾的是，他的鳴叫聲卻像「烏鴉」。在我工作地點周圍的行道樹上，這種鳥每年都會築巢，讓我覺得非常熟悉且有共鳴。約50年前的日本，包括城市在內的全國各地都能見到牠，但大約在10年間，牠突然從西日本消失、只留下了一團謎。上圖顯示了牠戴著黑色貝雷帽的樣子和臉部的放大圖。牠跳躍的姿態感覺也相當時髦呢。

分類：雀形目鴉科　全長：34～39cm
分布：伊比利半島的一部分和東亞

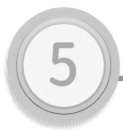

5 家燕

憑藉著敏捷的飛行能力，
他們也會遷徙到印尼。

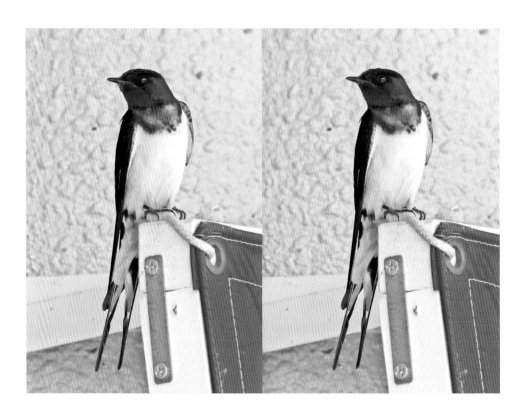

交叉法

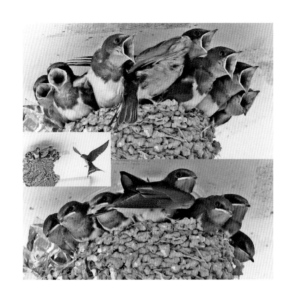

更多關於「家燕」的資訊

家燕的臉近看令人意外地覺得可愛，額頭和喉嚨是朱紅色的、腹部是白色的，胸前有一道黑色的帶子。眼睛沒有眼白的部分，就像一顆黑色的珍珠。雄性的尾巴較長，這個形狀成了燕尾服名稱的由來。燕子在台灣、菲律賓到馬來西亞等地過冬，大約在3月底返回日本，在自己成長的地方繁殖。牠們在屋簷下等，不容易被烏鴉襲擊的地方築巢。親鳥用出色的飛行能力捕捉空中的昆蟲，並且無私奉獻地養育著雛鳥，這景象令人感動。上圖展示了一個有7隻雛鳥的多子家庭的例子。

分類：雀形目燕科　全長：17cm
分布：北半球的廣泛地區

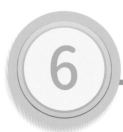

6 褐頭山雀

頭頂戴著黑色貝雷帽的可愛小鳥

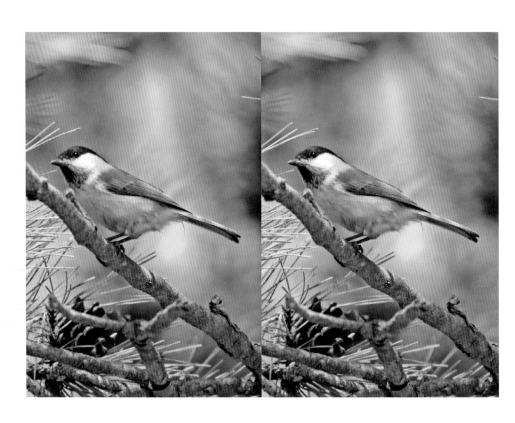

交叉法

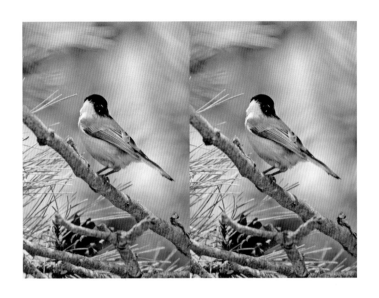

更多關於「褐頭山雀」的資訊

和白頰山雀同屬於山雀類，但從大小順序來看，白頰山
雀＞麻雀＞褐頭山雀＞煤山雀，這是一種動作敏捷且非
常可愛的小鳥。牠們分布於九州以北的日本全國各地，
是主要棲息於森林中的留鳥。牠的特徵是看起來像戴著
黑色貝雷帽的頭部。兩頰是白色的，喉嚨上的黑色圖案
將其區分為左右兩個部分，但脖子的兩側則沒有黑色圖
案，呈白色一直延伸到腹部。背部是淡棕色的，翅膀的
下緣有一些黑色。牠們通常單獨或是成對活動，不常成
群。與其他山雀類不同的是，牠們會自行在樹幹上鑿洞
築巢。

分類：雀形目山雀科　全長：12.5cm
分布：包括日本在內的歐亞大陸中緯度地區以及其周邊

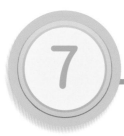

7 煤山雀

棲息在山地的針葉樹林中
體型非常小的鳥類

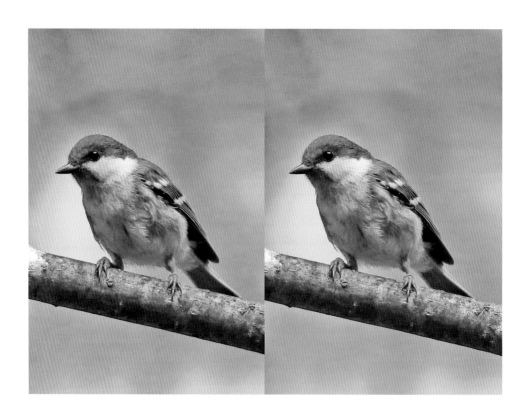

交叉法

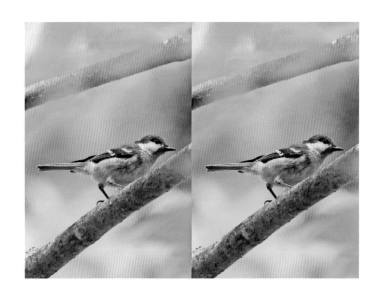

🍃 更多關於「煤山雀」的資訊 🍃

在和白頰山雀同屬於山雀類的鳥類中，煤山雀是體型最小
的鳥。黑色的頭部、喉嚨的黑色圖案和白色的臉頰與褐頭
山雀相似，但煤山雀的特徵是翅膀上有 2 條白色的條紋。
褐頭山雀沒有這些條紋，而白頰山雀有 1 條。成鳥的頭上
有羽冠，但照片中的應該是幼鳥，羽冠不明顯、喉嚨的黑
色圖案也比較淡。主要棲息在山地的針葉樹林中，冬天會
遷徙到低地。在秋冬季節，煤山雀會成群結隊，並與其他
的山雀類等組成混群。混群是指在秋冬季節中，幾個物種
的鳥類聚在一起，有一個有趣的現象是，山雀類的混群中
常常有北長尾山雀和日非繡眼鳥參加。

分類：雀形目山雀科　全長：11cm
分布：非洲北部、歐亞大陸、日本和台灣

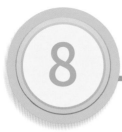

8 雜色山雀

雜色山雀是腹部呈橘色、
面貌奇特的可愛小鳥。

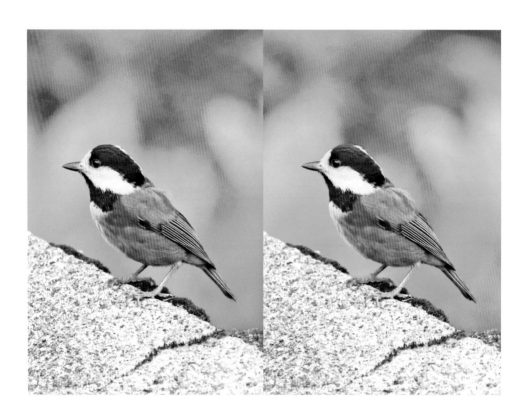

交叉法

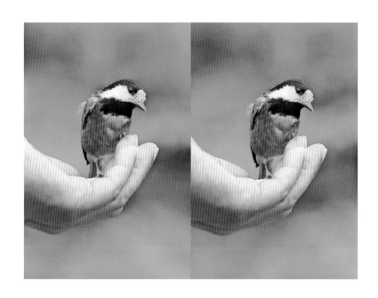

更多關於「雜色山雀」的資訊

雜色山雀的日文名漢字寫作「山雀」，比麻雀稍小。腹部和背部呈橘褐色，面貌獨特是一種美麗的小鳥。喉嚨和頭部是黑色的，圓圓的黑眼珠與頭部的花紋連成一體，雙眼之間，以及臉頰到脖子的部分是白色的。春夏主要以昆蟲為食、秋季則食用果實和種子。牠們有儲存食物的習性，會在多個地方儲藏果實和種子，並能記住所有儲藏的地點，顯示其聰明的一面。雜色山雀性情親人，常會飛到手上取用餌食，過去還曾被訓練表演，作為觀賞用鳥而飼育。雜色山雀通常在較低的山地和平地生活，是常見的留鳥。

分類：雀形目山雀科　全長：13～15cm
分布：東亞（日本、台灣、中國、朝鮮半島）

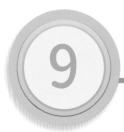

9 草鵐

臉頰、眉毛和下巴上的白色花紋
像是歌舞伎演員的隈取＊

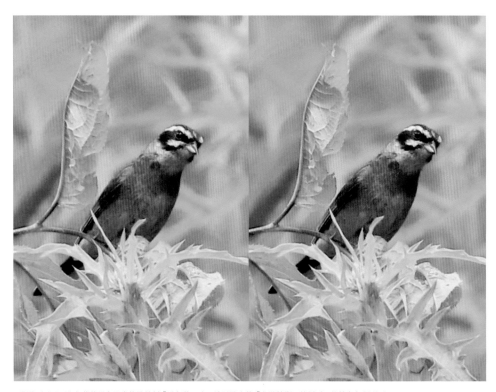

＊隈取（くまどり）指的是在日本傳統戲劇「歌舞伎」中，演員臉上的「化妝技術」的稱呼，依據角色類型不同，分別使用白色、紅色、青色和茶色來表現臉的血管和肌肉，有點類似國劇的臉譜。
＊譯註：一筆啓上仕り候（いっぴつけいじょうつかまつりそろ），是指男性書信往來時的開頭語／問候語。
源平ツツジ白ツツジ（げんぺいつつじしろつつじ）則是源於平安時代的源平和戰，源氏的旗幟是白色、平氏的旗幟是紅色，つつじ是杜鵑花。因此這句話是指開有紅白花朵的杜鵑花，當然這和鵐鳥的鳴叫是沒有關係的，只是鳥囀語音上的巧合穿鑿附會。

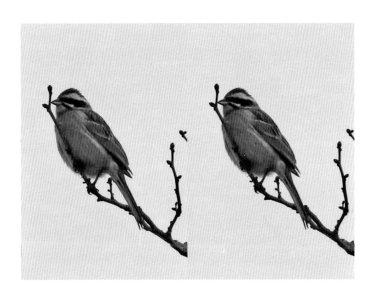

更多關於「草鵐」的資訊

鵐鳥（又稱三道眉草鵐），特徵是臉上的白色花紋。從
喙部到臉頰、眉毛和喉部有著白色線條放射狀地擴散，
類似歌舞伎演員的隈取，給人留下深刻的印象。鵐鳥在
日本從屋久島到北海道都有分布，基本上是留鳥。牠們
棲息在森林邊緣或草原等開闊明亮的地方，單獨行動或
以少數幾隻的小群體行動。春天時，雄鳥會在樹上或草
上發出獨特的鳴叫聲。有人說這鳥囀聲聽起來像是「一
筆啓上仕り候（いっぴつけいじょうつかまつりそろ）」、「源
平ツツジ白ツツジ（げんぺいつつじしろつつじ）」（＊左頁譯註）
或「札幌拉麵味噌拉麵（さっぽろらーめんみそらーめん）」。
巣中有時也會被大杜鵑托卵。分類：雀形目 科 全長：17cm
分布：從西伯利亞到日本的東亞廣泛地區

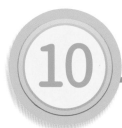

10 日菲繡眼鳥

不管是表情還是動作、成對看更加可愛
是非常受歡迎的小鳥

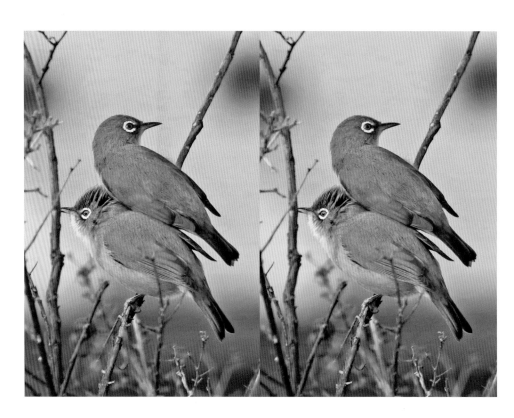

交叉法

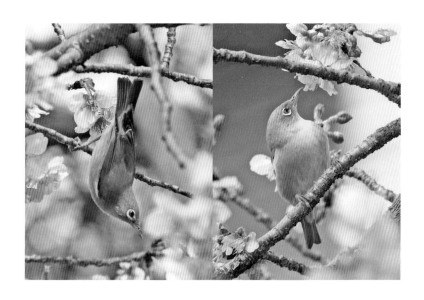

更多關於「日菲繡眼鳥」的資訊

日菲繡眼鳥是一種非常適合用「可愛」兩個字來形容的
小鳥。第一個吸引人的特點是，牠那被白色圓環包圍的
眼睛。第二個吸引人的特點是，牠比麻雀還要小的體
型。牠敏捷地四處跳動的動作也非常可愛，並且能夠自
由自在地擺出如同上圖所示的各種特技姿勢！在日本，
日菲繡眼鳥有些是定居的留鳥，有些則是隨季節遷徙移
動的漂鳥。牠們廣泛的分布於全國各地的市區、平地以
及山地，喜歡吸食花蜜，因此經常在梅花和櫻花中出
現。雖然經常被誤認為是日本樹鶯，但牠們的外型與鳴
叫聲都不一樣。日本樹鶯有淡白色的眉毛，羽毛是茶褐
色系的黃綠色。

分類：雀形目繡眼鳥科　全長：12cm
分布：包含日本在內的東亞到東南亞

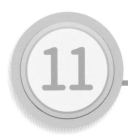

11 棕耳鵯

牠們非常喜歡果實和花蜜，
擁有尖銳的叫聲和敏捷的飛行能力

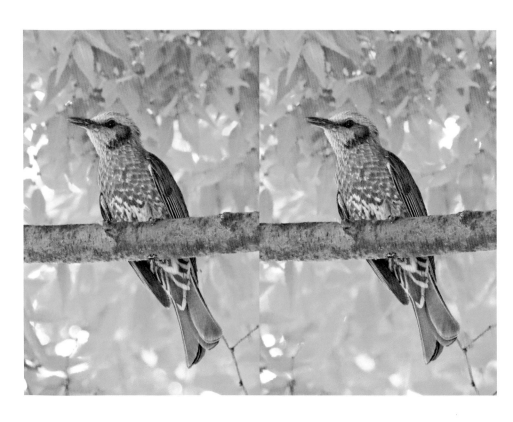

交叉法

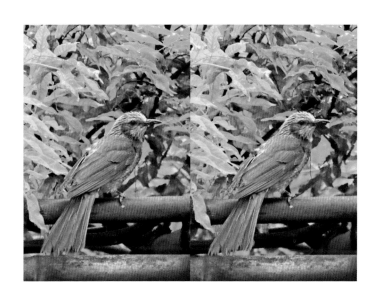

更多關於「棕耳鵯」的資訊

棕耳鵯被認為是留鳥或是季節性遷徙的漂鳥。在日本幾乎全國都有分布，甚至在市區也能見到。春天和秋天，各地都可以看到牠們成群遷徙的景象。臉頰褐色的部分看起來像是塗上了腮紅，是識別牠們的重要特徵。鳥喙黝黑且銳利，頭頂有短短的羽冠。牠們有驚人的能力，可以在空中接住投擲的餌食，擁有非常好的視力以及敏捷的飛行能力。繁殖期會捕食昆蟲，非繁殖期則喜歡吃果實。跟日菲繡眼鳥一樣，特別喜歡山茶花和櫻花的花蜜。習慣牠們尖銳高亢的鳴叫聲後，很容易辨識。

分類：雀形目鵯科　全長：27.5cm
分布：包含日本在內的庫頁島、菲律賓到中國南部。

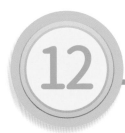

12 金背鳩

清晨或下雨天會發出低沉咕咕聲
的山地鳥類

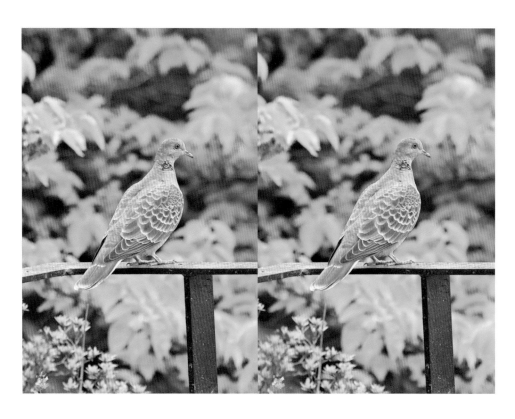

交叉法

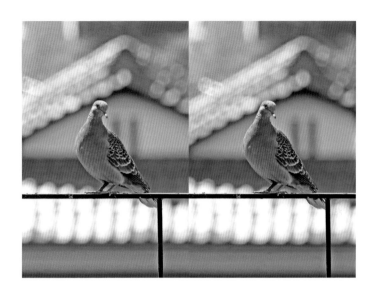

更多關於「金背鳩」的資訊

別名「山鳩」。如其名所示，牠原本是棲息在山地的鳥類，但從 1970 年代開始在城市的街道路樹上築巢。現在即使在包括東京在內的大都市公園裡，也能見到牠們。通常是單獨或成對的停留在樹枝上，不像普通的鴿子那樣在地面上結隊成群。牠們會發出獨特的低鳴聲，聽起來像「咕咕、咕咕咕」。清晨聽到從遠處傳來的鳴叫聲，讓人聯想到森林的景象。特徵是細長的美麗姿態，紅色的眼睛和頸部的藍色條紋。牠的英文名字是 Oriental Turtle Dove，「Turtle」這個字源自於牠的羽毛圖案讓人聯想到烏龜的殼。

分類：鴿形目鳩鴿科 全長：33cm
分布：歐亞大陸東部和日本

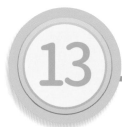

13 野鴿（土鳩）

自古以來憑藉著其優越的歸巢本能
作為傳信鴿發揮重要的功能

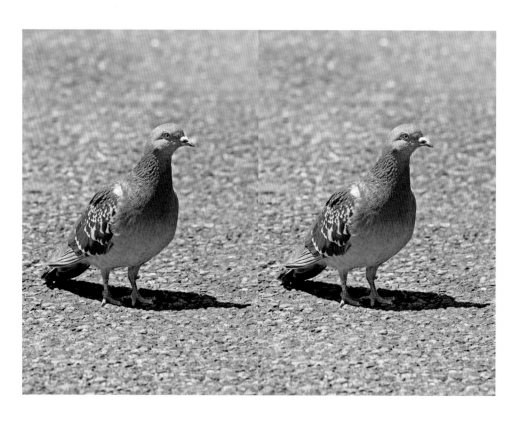

交叉法

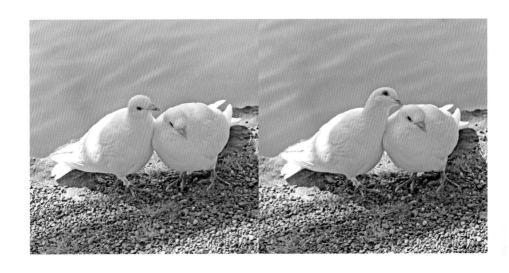

🥨 更多關於「野鴿」的資訊 🥨

這種鴿子是我們在日常生活中，如寺廟、車站或公園等
地經常見到的。原本的鴿子經過飼養產生了許多品種，
再次野化的個體群被統稱為鴿子（日文又名土鳩）。這
種鳥在千年以前就已經渡海來到了日本。牠的脖子短，
胸部突出，有著綠紫色的光澤。由於具有特殊的磁場感
應能力和強烈的歸巢本能，即使從遠離5百到1千公
里的地方也能返回。在古埃及時代，牠就已經被用作為
信鴿，並且直到第二次世界大戰為止都有著輝煌的成
就。牠還有著認知能力極高的嗅覺，這也引起人們的關
注。

分類：鴿形目鳩鴿科　全長：30～35cm
分布：基本上分布在歐洲、非洲及中亞

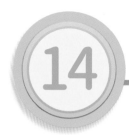

14 小白鷺

黃色的鳥足是白鷺屬中
體型最小的

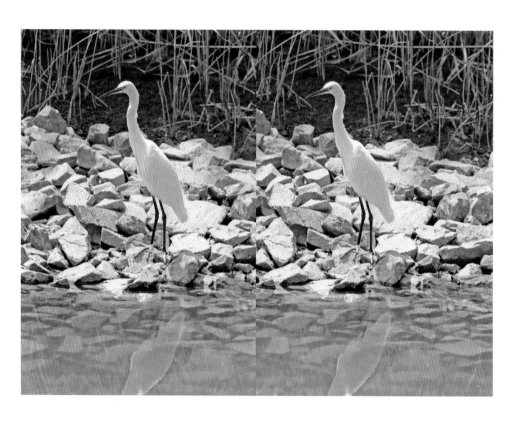

交叉法

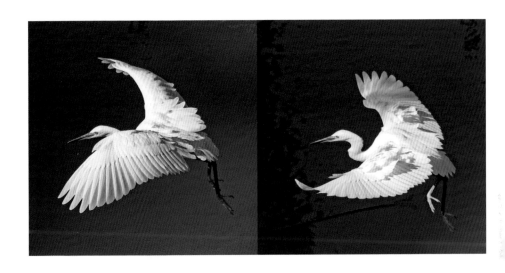

更多關於「小白鷺」的資訊

白鷺是一種全身白色、脖子和腿都細長，身形優雅的鳥
類的總稱。在日本有3種白鷺棲息。體型大小的順序是：
大白鷺＞中白鷺＞小白鷺。飛行時會將脖子摺疊成Ｚ字
型，外觀雖然相似，但只要記住本種的脖子較短，在地
面上就容易區分。小白鷺的特徵是鳥足黝黑，但腳趾是
黃色的，夏天時頭上會有2根稱之為羽冠的裝飾羽毛。
常在水田、河川、池塘等淺水區域看到，是以小魚、小
蝦、青蛙等小動物為食的留鳥。有與其他的白鷺鳥類一
起群棲營巢的特性。

分類：鵜形目鷺科全長：60cm
分布：非洲、包括日本在內的亞洲熱帶和溫帶地區廣泛分布。

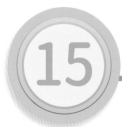

15 蒼鷺

不論是鳥喙、脖子與鳥足都相當細長，
是日本最大的水鷺

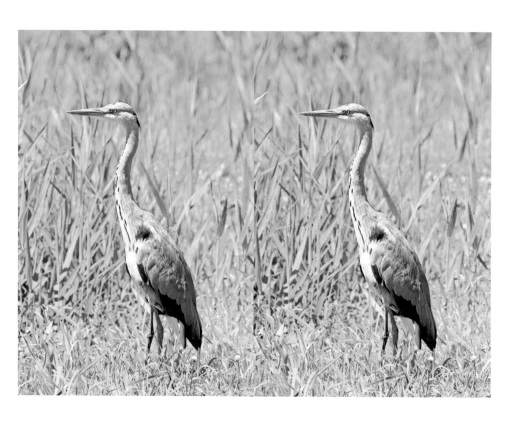

交叉法

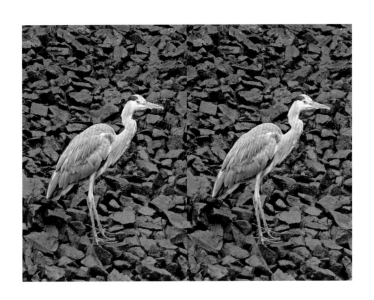

🌀 更多關於「蒼鷺」的資訊 🌀

蒼鷺是所有分布於日本的水鷺中最大的鷺鳥。在日本，全國各地都能見到，屬於留鳥的一種。名字的由來是因為其體色主要呈現藍灰色調。其特徵是從眼睛延伸到後腦的黑色圖案形成的羽冠。在飛行中，牠們的脖子會成Z字形彎曲、因此看起來較短，但站立時，脖子和腿都顯得苗條且修長。牠們棲息於河川、湖泊、濕地、潮間帶和稻田等水邊，主要以魚類、兩棲類、昆蟲等為主食，也會捕食小型動物。經常可以看到牠們在水邊的淺灘中來回踱步尋找食物，靜靜地埋伏後迅速捕捉魚類的場景，令人印象深刻。

分類：鵜鶘目鷺科 全長：84～100cm
分布：非洲大陸、歐亞大陸、日本等地

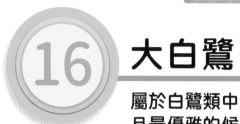

16 大白鷺

屬於白鷺類中最大
且最優雅的候鳥

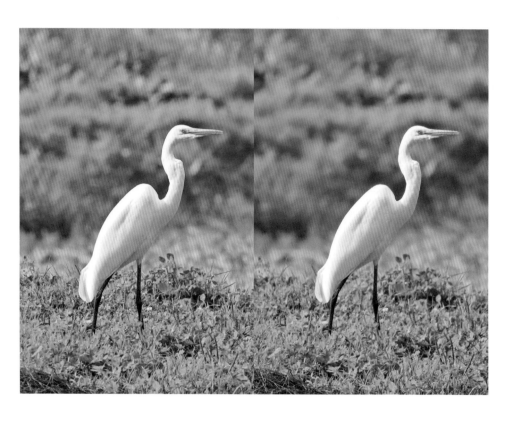

交叉法

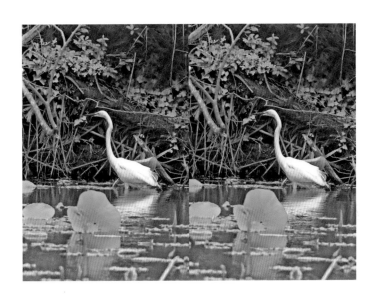

◎ 更多關於「大白鷺」的資訊 ◎

日本有三種白鷺，本種是其中最大、腿部、頸部及喙部都很修長且優雅的鳥。其他兩種分別是中白鷺和小白鷺，體型依序變小。水鷺鳥喙的切口，中白鷺到眼下、而大白鷺則延伸到眼後，可以藉此而區分。牠們在水田、河流及湖沼中，常以如上圖所示的站姿，搜尋魚類、兩棲類、爬行類、昆蟲以及小型哺乳類。繁殖季節，牠們會有群棲營巢的習性。雖然看似全年皆可見，但實際上牠們是候鳥。不同亞種會分別以夏候鳥及冬候鳥的身分來訪。

分類：鵜形目鷺科　全長：90cm
分布：廣泛地分布於世界上的溫帶及熱帶地區

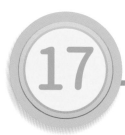

17 非洲琵鷺

鳥喙呈湯匙的形狀
臉則像是同類的朱鷺

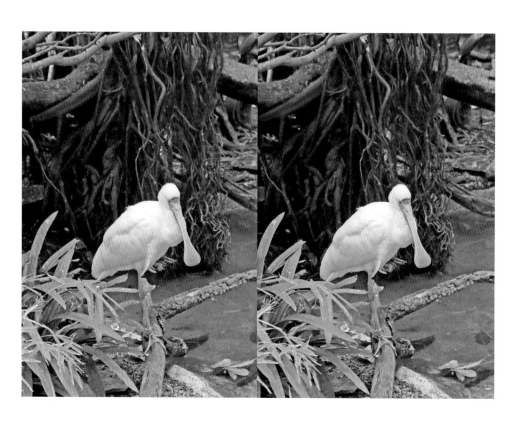

交叉法

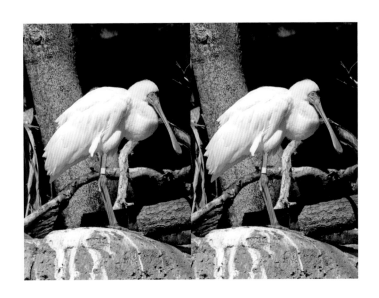

◎ 更多關於「非洲琵鷺」的資訊 ◎

鳥喙像湯匙（＝ヘラ【小鏟子】）一樣的朱鷺。雖然名字裡有鷺，但實際上並不是水鷺，所以要特別注意。主要棲息在湖泊、沼澤、濕地和河川等的水邊，食性為肉食性動物。牠們邊走邊捕食魚類、甲殼類和水生昆蟲等。鏟子狀的喙形有助於這種食性。牠的另一個特徵是臉是紅色的，這是因為臉上沒有羽毛。全身呈白色、鳥喙呈藍灰色。牠們會在水邊的樹上或蘆薈叢中形成大聚落的群體。黑面琵鷺是棲息在東亞的類似鳥類。牠們的臉和鳥喙都是黑色，雖然數量不多、但也會遷徙到日本。

分類：鵜形目 科　全長：86cm
分布：沙哈拉沙漠以南的非洲和馬達加斯加

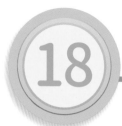

18 粉紅背鵜鶘

繁殖期間腰部會變成紅色
是體型第 2 小的鵜鶘

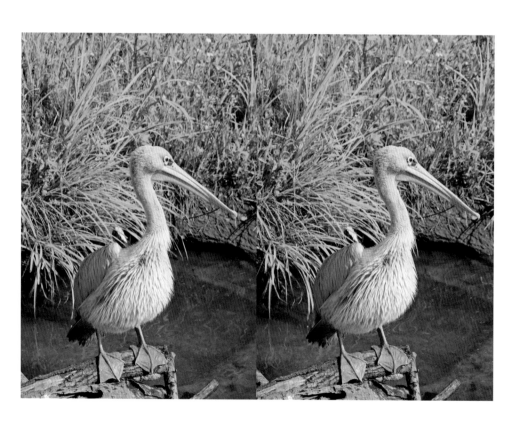

交叉法

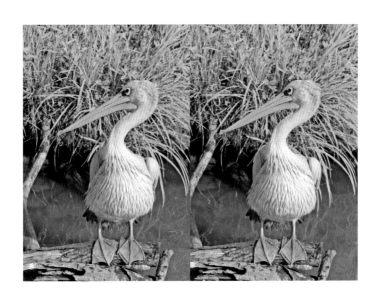

🌀 更多關於「粉紅背鵜鶘」的資訊 🌀

特徵是眼神獨特，稍微小一些。在世界上的 7 種鵜鶘當中、它屬於第 2 小的。仔細觀看，你會發現眼睛的內側有著黑色的斑點。在繁殖期間，腰部會變成紅色、因此被稱之為腰紅（コシベニ：「こし」指腰；「べに」指鮮紅色），但在照片中的個體，你可以看得到全身呈灰白色的色調。腋下也會變成紅色，但在照片中看不到。牠們棲息在濕地、湖泊和沼澤中，食性是吃魚的肉食性動物。牠們會以一隻到數隻的群體組合，邊游泳邊覓食，用鳥喙下側的喉囊撈起魚來吃。分布在沙哈拉沙漠以南的熱帶非洲。

分類：鵜形目鵜鶘科　全長：140cm
分布：非洲東部

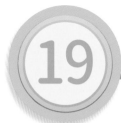

19 白鵜鶘

成群結隊地追趕魚群
用喉囊一口氣撈起獵物的粉紅色水鳥

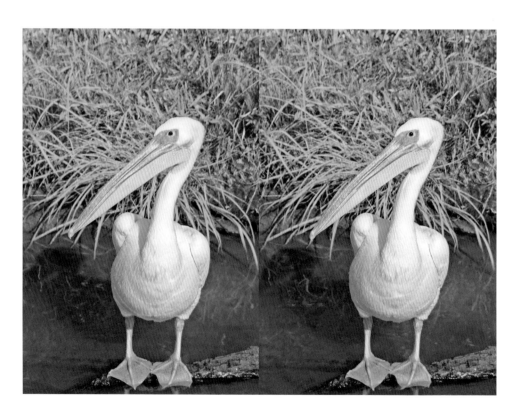

交叉法

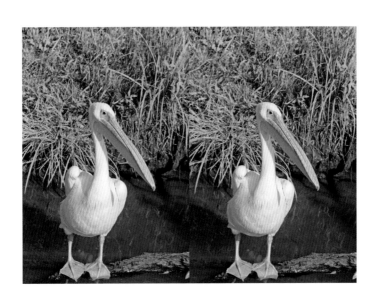

🌀 更多關於「白鵜鶘」的資訊 🌀

特徵是從鳥喙到眼睛周圍和腿部都是粉紅色，其他部分整體呈現帶有淡粉紅色的白色。頭部較大，所以需要用全身來保持平衡。繁殖期會變得更加粉紅，這也是其日文名稱的由來。牠們在濕地、湖泊和沼澤中群居生活，食性是肉食性動物。捕魚時，會以數隻到數十隻為群體驅趕魚群，然後用喉囊一口氣撈起獵物，這是一種有趣的行為。除了魚類和甲殼類，也有捕食鳥類的紀錄。牠們會形成聚落，在地面上群棲營巢，壽命可達數十年。在日本的沖繩縣也有出現數例迷鳥的紀錄。

分類：鵜形目鵜鶘科　全長：160cm
分布：歐洲、中亞、非洲

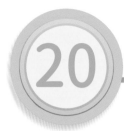

20 鯨頭鸛

「如同標本一樣動也不動」般
大受歡迎的鳥類

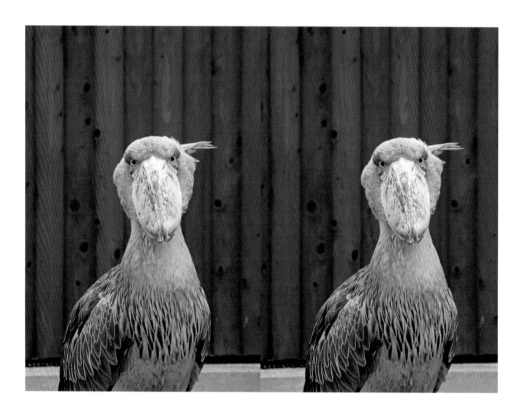

交叉法

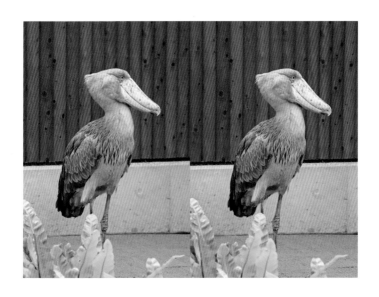

🦪 更多關於「鯨頭鸛」的資訊 🦪

鯨頭鸛是一種非常奇特的鳥，牠可以長時間「一動也不動地持續站立」，彷彿是一個標本一樣，這使得牠在媒體上非常受歡迎。通過 3D 交叉法來觀看上圖左，與牠進行「凝視比賽」，或許你會更加理解牠的獨特之處。牠的這種習性源自於生長在非洲坦尚尼亞等地的溼地中，耐心等待腳下的魚到來的習慣。這種鳥的日文名字是代表「鳥喙寬大的鸛」的縮寫。牠會左右地擺動脖子，向喜歡的人鞠躬，並且開合鳥喙發出洪亮的聲音。

分類：鵜形目鯨頭鸛科　全長：110～140mm
分布：非洲中部

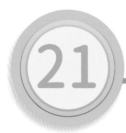

21 灰椋鳥

從益鳥逐漸變成害鳥的
身邊常見的鳥類

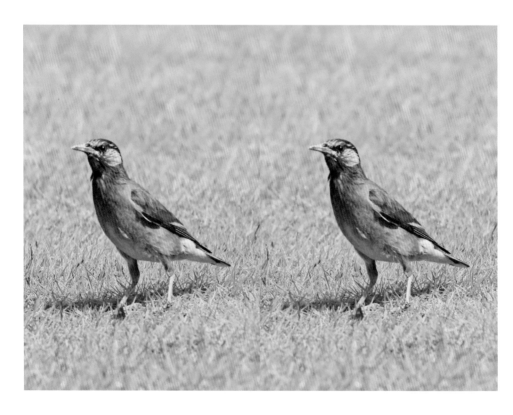

交叉法

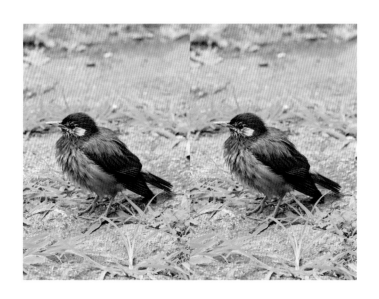

更多關於「灰椋鳥」的資訊

灰椋鳥是日本全國各地身邊常見的留鳥。依照體型大小的順序排列為鴿子＞棕耳鵯＞灰椋鳥＞麻雀。灰椋鳥的鳥喙和鳥足是黃色的，其他部分主要是褐色。其特徵是眼睛周圍有白色的線條集結，看起來像是「拖把的末端聚集在一起」的樣子。牠會發出像是「啾嚕嚕嚕」的獨特鳥鳴聲。灰椋鳥是雜食性動物，會在地面上覓食昆蟲和果實。由於牠會捕食大量的昆蟲，因此在過去曾被認為是益鳥。然而近年來，由於灰椋鳥成群結隊地聚集在車站或繁華街道的路樹上，數量多達數千甚至數萬隻，其噪音和糞便問題令人感到困擾，逐漸被視為害鳥。

分類：雀形木椋鳥科　全長：24cm
分布：包含日本在內的東亞地區

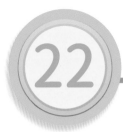

22 白鶺鴒

擁有強大適應力，
能夠進軍都市環境的黑白色調的鳥類

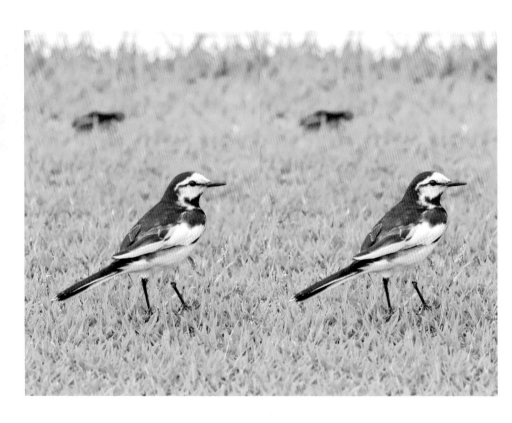

交叉法

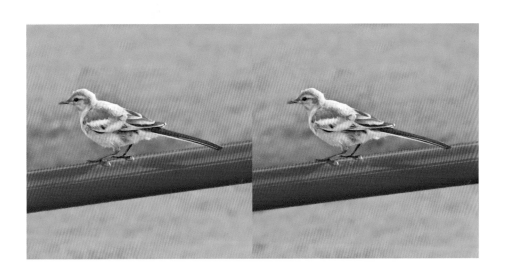

⌇ 更多關於「白鶺鴒」的資訊 ⌇

這種鳥類喜歡水邊，也常見於市區的街道，是一種留鳥。牠的適應力非常靈活、常常令人驚嘆。牠們不太怕人，經常在擁擠的車站內或月台上悠閒地走來走去，尋找人們掉落的食物，有時甚至會在交通繁忙的道路旁通風口築巢。外觀上，這種鳥整體呈現黑白色調，從頭部到背部為黑色到灰色、腹部和翅膀是白色的，臉部是白色的，有一道黑色線條橫穿過眼睛。牠們有著長長的尾巴，展開白色翅膀、以波浪狀飛行時的姿態十分美麗，走路時尾巴會擺動，快速地在地面上行走的姿態也是其特徵。牠們在飛行時會發出「啾、啾」的鳴叫聲，因此很容易被發現。

分類：雀形目鶺鴒科　全長：21cm
分布：歐亞大陸、日本和台灣

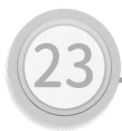

23 東方大葦鶯

在蘆原（蘆葦的草原）中
整天以洪亮的聲音鳴叫的夏鳥

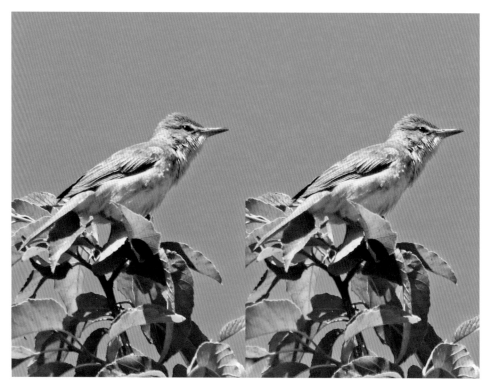

*季語（きご）是在連歌、俳諧、俳句等日本文學裡，用來表達特定季節的詞彙。

交叉法

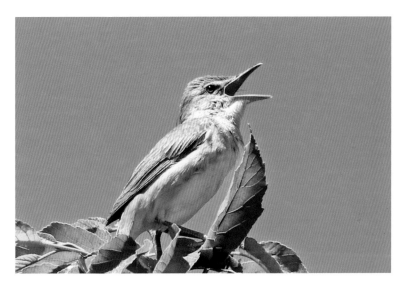

更多關於「東方大葦鶯」的資訊

在蘆原（蘆葦的日文可讀作「ヨシ」或「アシ」）中棲
息的鳥類。在東亞地區，冬天在南方過冬，夏天在中部
地區繁殖。在日本作為夏鳥飛來，在全國的蘆原中繁
殖。牠最引人注目的是鳴叫聲。就像照片上依樣張大嘴
吧，終日高聲鳴叫「啾啾嘻」。因此「行行子（日語ギ
ョギョシ，音同東方大葦鶯的鳥鳴聲）」被作為漢字標
記在俳句中成為夏天的季語（＊左頁註）。「行行子口
から先に生まれたか（東方大葦鶯是能言善道的嗎？）」
是小林一茶的俳句。特徵是白色的眉毛、長長的鳥喙以
及頭頂豎起的毛。日文（ヨシキリ）名字的由來是，牠
會切開蘆葦來捕食昆蟲。布穀鳥會在他們的巢中產卵並
進行托卵。

分類：雀形目葦鶯科　全長：18.5cm
分布：包然日本在內的歐亞大陸和非洲大陸

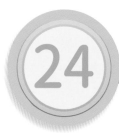

24 藍磯鶇

藍色的羽毛與橘色的腹部
色彩相當美麗

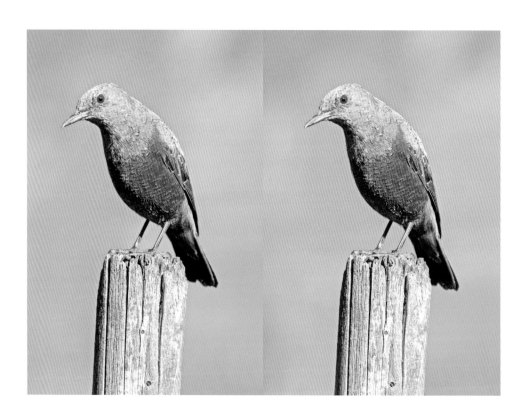

交叉法

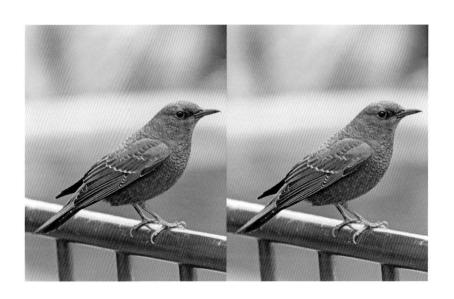

∽ 更多關於「藍磯鶇」的資訊 ∽

藍磯鶇是一種以藍色和紅色為基調的美麗鳥類。牠們的羽色在雄鳥與雌鳥之間有所不同，個體之間也有差異。雄鳥的上半身、背部和尾巴是青灰色的，腹部是橘色的；雌鳥則是整體為灰褐色，腹部有鱗狀圖案。這種鳥在全國各地皆有分布，在本州以南的地區為留鳥，在北海道則為夏鳥。正如其名，牠們常見於海岸邊，但也喜歡懸崖和岩場。雖然然名字中有「鶇」，但實際上牠們是鶇鳥的親戚。在東京的市區和內陸的群馬縣都可以見到，據說其棲息的範圍正在逐漸擴大。牠們不成群、通常單獨活動，並且會發出清脆高亢的鳴叫聲。

分類：雀形目鶇科　全長：23cm
分布：包含非洲、歐亞大陸以及日本在內的東南亞地區

069

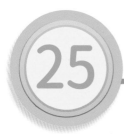

25 赤翡翠

在日本擁有火之鳥的別名
全身紅色棲息於森林中的鳥

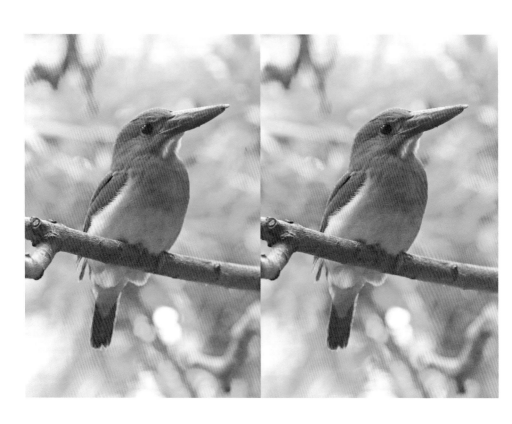

交叉法

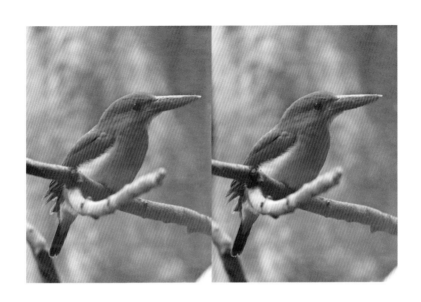

更多關於「赤翡翠」的資訊

全身呈現紅色系的色彩，因此容易與其他鳥類區分。長長的鳥喙、橘色的腹部和紅色的背部是其特徵。日本的翠鳥科中包含本種，冠魚狗與普通翠鳥。其中本種是唯一會遷徙的候鳥，在日本是為夏鳥。個體數量不多，因此若是遇見牠是幸運的象徵。牠與棲息於水邊的普通翠鳥不同，更常見於森林中。食性屬於肉食性動物，會捕食魚類，漢氏澤蟹、昆蟲和蜥蜴等。雄鳥的特徵是會發出由高而低的「啾囉囉囉囉～」的聲音。在西南諸島上有琉球赤翡翠，是本種的亞種，其背部帶有紫色的羽毛。

分類：佛法僧目翠鳥科　全長：27cm
分布：包含日本在內的東亞和東南亞廣泛地區

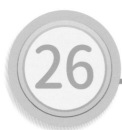

26 白頰山雀

身邊能夠遇見的可愛且美麗的小鳥

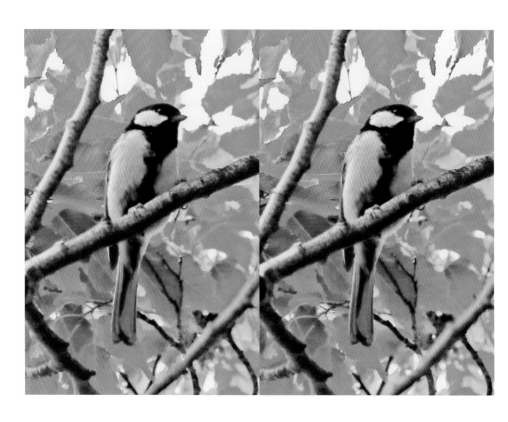

交叉法

試著觀察「一對白頰山雀在有紅葉的
櫸樹上玩耍的樣子」吧！

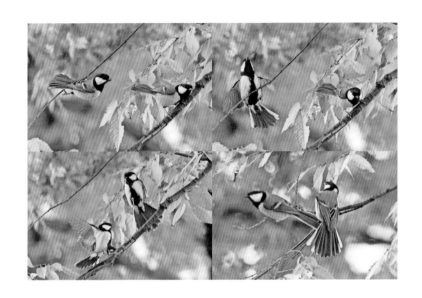

更多關於「白頰山雀」的資訊

白頰山雀是與麻雀幾乎大小相同的留鳥。牠們棲息在日本全國的山區和市區等各種地方，因為是一種可愛而美麗的小鳥，遇見時會讓人感到高興。不過牠們的行動非常敏捷，經常迅速地藏匿於枝葉之間。牠們的頭部和脖子是黑色的，臉頰帶有明顯的白斑，背部上半部呈黃綠色、下半部帶有藍色。腹部有一條黑色的長領帶從下巴連接到尾部，這是有別於其他山雀同類最顯著的特徵。在繁殖期，牠們會發出「滋嗶～滋嗶～」的叫聲，令人印象深刻。而且據說牠們有「用叫聲組成句子的能力」。

分類：雀形目山雀科　全長：14.5cm
分布：包含日本在那的東亞至遠東俄羅斯

073

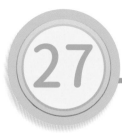

27 鴛鴦

有著獨特髮型
色彩極鮮豔的美麗鴨子

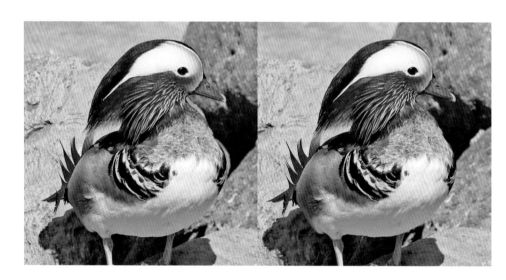

交叉法

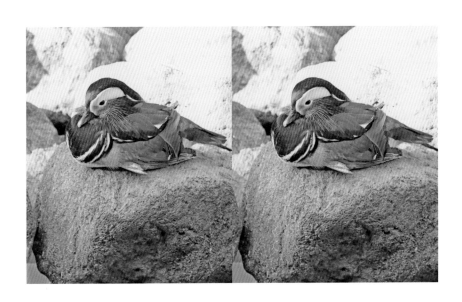

更多關於「鴛鴦」的資訊

鴛鴦以繁殖期的雄鳥特別美麗而聞名。如上圖左所示，牠們的頭形左右扁平、非常地獨特。這種形狀是由於頭上被稱之為羽冠的羽毛，向後長長地延伸所致。全身點綴著綠色、紅色、藍色和紫色等極絢麗的色彩，腰間兩側如銀杏葉般的橘色羽毛也非常漂亮。然而即便是美麗的雄鳥，在非繁殖期的夏季姿態也會變得與雌鳥相似。雌鳥的羽毛呈樸素的灰黑色，但牠們的眼睛非常可愛，深受雄鳥喜愛。因此，當雄鳥選定伴侶之後，會緊緊依偎在一起保護牠們。這種情景就是「鴛鴦夫婦」這個詞的由來。這種鳥類在夏季會往北方遷徙，冬季則向南方移動。

分類：雁形目鴨科　全長：45cm
分布：東亞

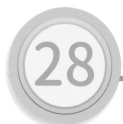

28 麥哲倫環企鵝

在南美洲南端聚集了 50 萬隻，
具有高度忠誠度的企鵝

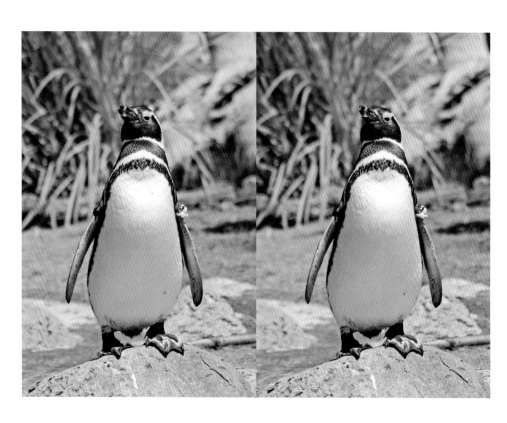

交叉法

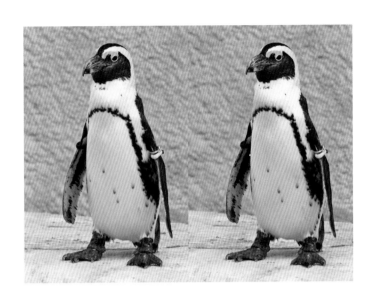

更多關於「麥哲倫環企鵝」的資訊

企鵝總共有 18 種，是有很多粉絲的受歡迎動物。麥哲倫企鵝是南美洲的一種中型企鵝。體重約為 3.8kg，看起來可能比實際還輕。牠們像「不倒翁」一樣的體型十分可愛。在每年 5 月～ 8 月間，牠們會在遠洋移動，幾乎不會登陸。在繁殖期時，有些地方會聚集多達 50 萬隻企鵝。牠們忠誠度很高，會在同一個地點由同一對配偶共築愛巢。上圖顯示了與麥哲倫企鵝同屬的斑嘴環企鵝。雖然牠們的臉相似，但胸部的黑色條紋數量不同。斑嘴環企鵝是唯一在非洲大陸出現的企鵝。

分類：企鵝目企鵝科　全長：70cm
分布：南美洲大陸南部的沿岸

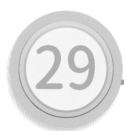

29 西美鷗

在美國的西海岸經常看到的
強壯大型海鷗

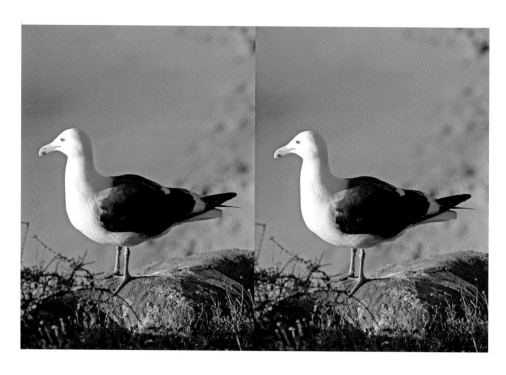

交叉法

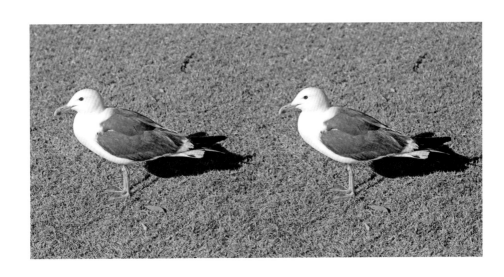

🐚 更多關於「西美鷗」的資訊 🐚

本種是從加拿大南部經過美國到墨西哥，最常見於北美大陸西海岸的海鳥。牠們的翅膀是灰色的、身體是白色的，腿是粉紅色的，鳥喙是黃色的。鳥喙的前端彎曲成鉤狀，帶有紅色斑點。在日本有大型、中型、小型共8種海鷗。其中大型的大黑脊鷗是本種的同類。本種群居在海岸的岩棚等地方。牠們主要的食物是魚類與甲殼類，但也有大膽的一面，會在公園裡向人們討食。海鷗也是演繹出海岸風情的要素之一。

分類：形目鷗科　全長：60cm
分布：北美洲的太平洋沿岸

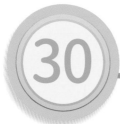

30 灰冠鶴

華麗的頭飾就向皇冠一樣
是一隻時尚的鳥

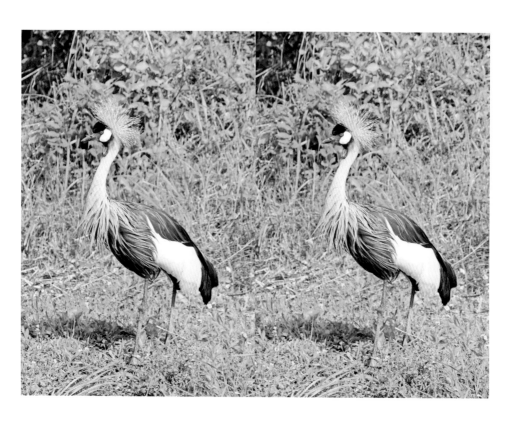

交叉法

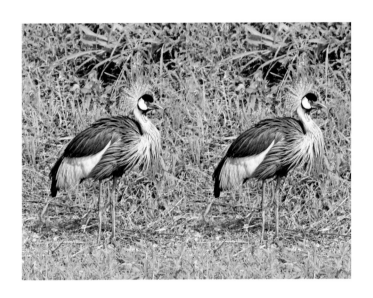

更多關於「灰冠鶴」的資訊

如同名字所示，這種鳥的頭上擁有輕柔展開的羽冠，頭部和下顎為黑色、臉頰為純白色、非常時尚。不過這白色的臉頰在繁殖期會變成紅色。脖子是灰色的、翅膀是黑色的、尾巴附近有白色和黃色，羽毛展開時的氛圍顯得相當有型。牠們棲息在池塘、沼澤和溼地，堆積草料形成丘狀的巢，並且不像其他鶴類一樣在水中休息，而是在樹上過夜。牠們是雜食性動物，除了果實和種子外，還會敲擊地面，驅趕出昆蟲、節肢動物和小型哺乳動物來捕食。牠們的壽命也出人意料地長，據說可以存活 50 ～ 60 年。

分類：鶴形目鶴科　全長：100cm
分布：非洲南部

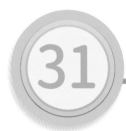

31 琉球松鴉

棲息在奄美大島
羽毛呈琉璃色的美麗自然紀念物

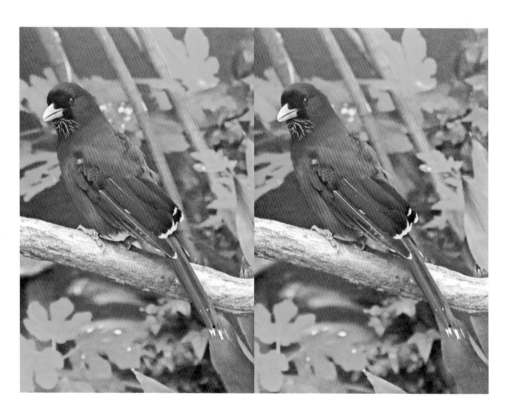

交叉法

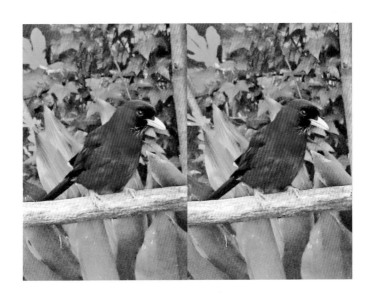

🔖 更多關於「琉球松鴉」的資訊 🔖

棲息在日本的奄美諸島的特有種，為國家指定的自然紀
念物。外觀雖然與烏鴉相似，但色彩非常豔麗的鳥類。
頭頸部、翅膀及尾巴呈琉璃色，腹部和背部為赤褐色，
鳥喙呈象牙色，翅膀邊緣和尾巴末端為白色。主要棲息
於長綠闊葉林，但也可以在農地遇見。這種鳥是雜食
性，會捕食昆蟲、蜘蛛、爬蟲類、兩棲類等動物，以及
植物的果實，並有儲存種子的習性。由於當地曾因為對
抗毒蛇黃綠龜殼花而引進　，琉球松鴉的個體數曾經減
少，但隨著對獴的驅除、現在個體數已經逐漸回升。

分類：雀形目鴉科　全長：38cm
分布：日本奄美諸島的特有種（奄美大島、加計呂麻島、請島）

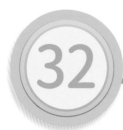

32 托哥巨嘴鳥

鳥喙異常巨大的
亞馬遜的寶石

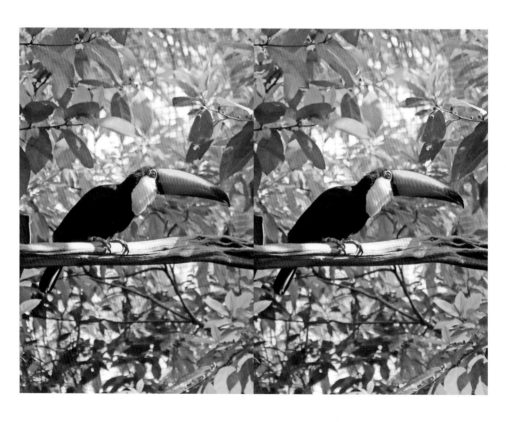

交叉法

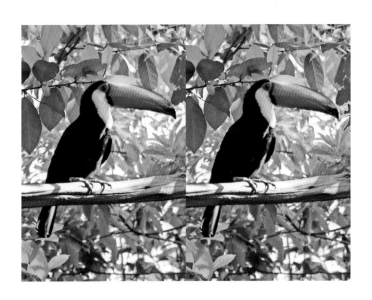

更多關於「托哥巨嘴鳥」的資訊

巨嘴鳥分布於巴西周邊的森林和河流當中。其最大的特徵是鮮豔的橘色大鳥喙。因為這個特色而被稱之為亞馬遜的寶石。牠的鳥喙相對於體長的比例，是所有鳥類當中最大的。實際上，這個鳥喙有具有散熱的功能。鳥喙尖端的黑色斑紋是與同類區別的特點。仔細觀察，白色臉頰上圓滾滾的眼睛也相當可愛。牠是雜食性動物，以水果為主食，但也會捕食昆蟲和鳥蛋。巨嘴鳥的智商很高，充滿好奇心，喜歡與人互動，性格開朗，但也有膽小的一面。

分類：鴷形目鵎鵼科　全長：60cm
分布：南美洲

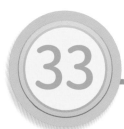

33 太陽鸚鵡

色彩繽紛、性格陽光
容易親人的鸚鵡

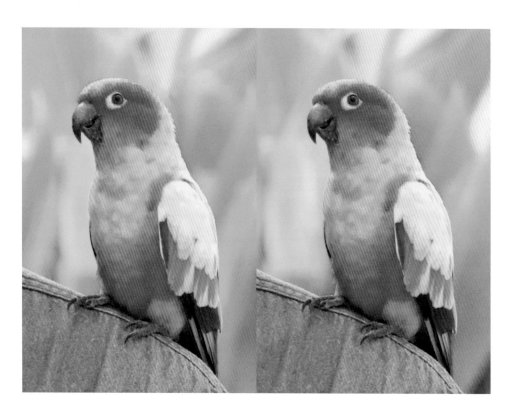

交叉法

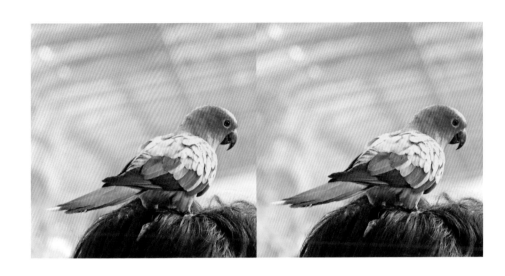

更多關於「太陽鸚鵡」的資訊

太陽鸚鵡是一種帶紅、黃、綠、色彩繽紛的鳥類。其頭部為紅色，身體中央為黃色，尾巴附近為綠色。原產於巴西，體重約 150g 左右的中型鸚鵡。目前棲息的範圍已擴大，詳見以下分布。這種鸚鵡的壽命在同類中相對較短，大約在 15～ 20 年。由於牠們親人且喜歡玩耍的性格，在動物園中頗受歡迎。當成群飛行時的壯觀場面更是值得一看。其英文名稱為「Sun Parakeet」，其中 Sun 代表太陽，Parakeet 則是指某一種類的鸚鵡。「Sun」也象徵了牠們明亮的色彩和陽光般的性格。

分類：鸚形目新世界鸚鵡科　全長：30cm
分布：南美洲東北海岸一帶

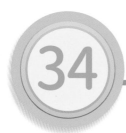

34 費氏牡丹鸚鵡

愛情鳥是一種
容易親近且富有愛心的鸚鵡

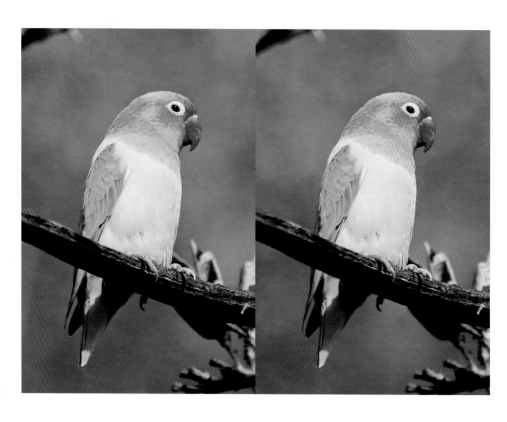

交叉法

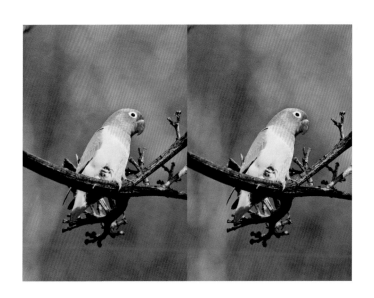

更多關於「費氏牡丹鸚鵡」的資訊

本種的英文名稱是「Fischer's Lovebird」。愛情鳥是
具有高度社會性和愛情深厚的鸚鵡，共有9個種類，他
們之間有著強力的連結。本種也是其中之一，經過細心
照顧後，牠們會變得非常親人。這些鳥兒愛乾淨，經常
梳理羽毛，並且喜歡洗澡。成對的時候，總是表現出親
密的樣子，令人感到溫馨。他們聰明、活潑、充滿活力，
也帶有一點膽怯性格。這種鳥是在19世紀末被發現的，
並且以發現者德國探險家的名字命名。在20世紀初，
成功地達到可以人為飼養。因為尾羽的背面呈現琉璃
色，所以獲得了「琉璃」這個名稱。

分類：鸚形目舊世界鸚鵡科　全長：14～15cm
分布：中非東部

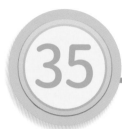

35 美洲紅鸛

鮮豔的鮮紅色
且腿和脖子都超長的紅鸛

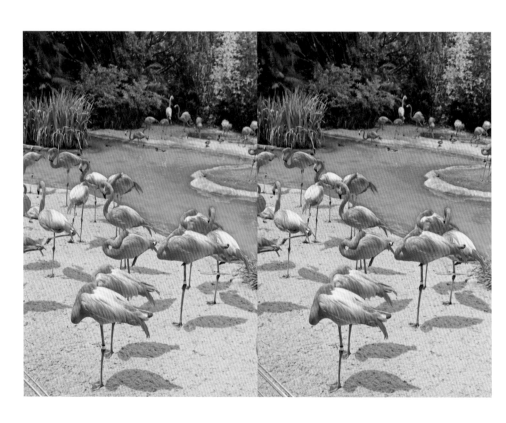

交叉法

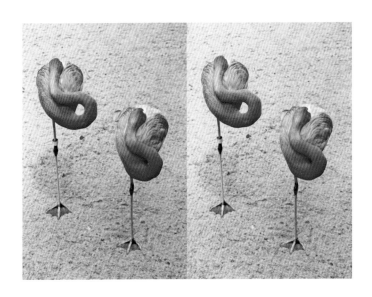

🍥 更多關於「美洲紅鸛」的資訊 🍥

所謂的紅鸛屬在世界上已知的種類有 6 種。本種類如其名，是紅色最鮮豔的種類。這種羽毛的顏色是因為攝取了含有紅色色素的藍藻類所致，實際上如果給牠們吃不含色素的食物時，顏色就會變淡。據說在佛羅里達可以看到外來種移入的的本種鳥類。在休息時，牠們會如同照片所示，以單腳站立，將頭藏在羽毛中，並巧妙地將長長的脖子放在身體上。單腳站立的習慣據說是為了避免在水中體溫下降。已知牠們會在鹽湖等地成群生活，數萬隻美洲紅鸛群飛於天空中時，將藍天染成粉紅色的景象十分壯觀。

分類：紅鸛目紅鸛科　全長：130cm
分布：加拉巴哥群島與加勒比海沿岸

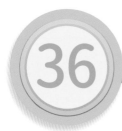

36 蜂鳥

在空間停留吸取花蜜的
「飛行的寶石」

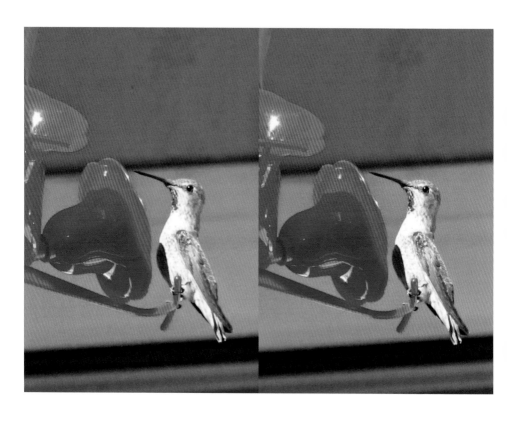

交叉法

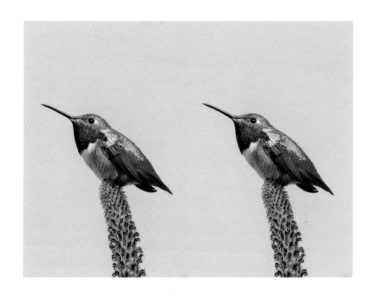

🍃 更多關於「蜂鳥」的資訊 🍃

蜂鳥是總稱為蜂鳥科的 338 種鳥類。英語稱為 Hummingbird，是極小型鳥類的一種。世界上最小，重約 2g 的吸蜜蜂鳥也是其中的一種。其最大的特徵是每秒可以振翅約 55 回，藉此能夠在空中達到靜止懸停。為了支撐這種飛行，牠們擁有驚人的代謝能力，能夠藉由吸取的花蜜產出高效的能量，並且利用其驚人的視覺能力，高速敏捷地來回飛行。牠們如同寶石般閃耀的色彩和纖細的體型，也是其魅力之所在。在牠們的棲息地，人們經常在屋簷下放置裝有花蜜的蜂鳥餵食器，吸引牠們頻繁前來。

分類：雨燕目蜂鳥科　全長：約10cm
分布：主要分布在南北美洲大陸和西印度群島

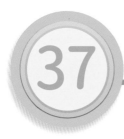

37 疣鼻天鵝

額頭上有瘤，自古以來
就與人類有著深厚關係的優雅鳥類

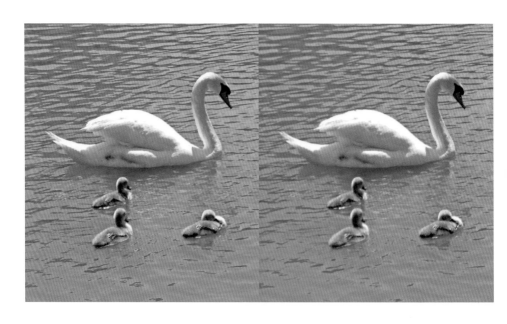

交叉法

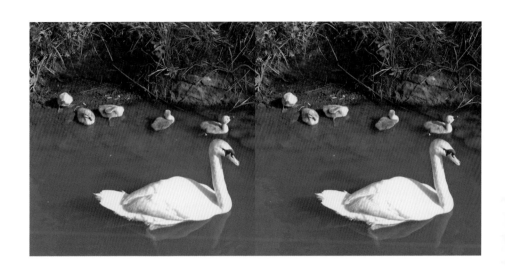

🍥 更多關於「疣鼻天鵝」的資訊 🍥

一看就能辨認出是天鵝類的大型優雅鳥類。他的特徵是
鳥喙上部的根部處突起的黑色部分，因此而被命名為
「疣鼻天鵝」。在照片上看來，雛鳥是灰色的、似乎是
不同種的鳥類。在日本，主要是在各地的動物園和公園
飼養，藉由外國引進並且進行繁殖以及遷徙，如今在全
國各地已經都能夠觀察得到。像這樣相同的現象也出現
在澳洲。牠們的食性為草食性，會在水邊利用植物修築
大型鳥巢。自羅馬時代以來，這種鳥類就與人類的生活
有著密切的關係。

分類：雁形目鴨科　全長：150cm
分布：歐洲、中亞、東亞

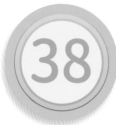

38 綠頭鴨

代表鴨類的世界著名鳥類，
其綠色的頭部十分美麗。

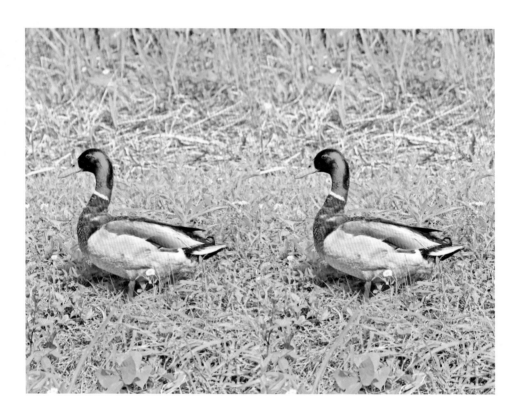

交叉法

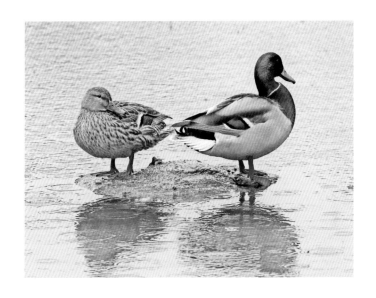

◎ 更多關於「綠頭鴨」的資訊 ◎

綠頭鴨廣泛分布於北半球，屬於候鳥。在日北，綠頭鴨在北方繁殖，作為冬鳥遷徙而來。綠頭鴨是鴨類中的代表性物種，家鴨就是綠頭鴨的改良品種。而合鴨則是綠頭鴨與家鴨再交配的混種。綠頭鴨常見於海岸、河流、湖泊等地，其主食為水草的葉、莖和種子等植物、有時也吃貝類。上圖顯示的是雨天時，一對雄鴨和雌鴨在大池中央的小島上，整天親密相處的情景。雄鴨頭部呈綠色，胸部呈栗紅色，外觀十分美麗，而雌鴨如上圖左所示，主要為褐色、外觀較為樸素。

分類：雁形目鴨科　全長：50～65cm
分布：廣泛分布於北半球的寒帶到溫帶地區

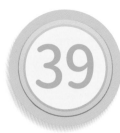

39 花嘴鴨

以「攜帶幼鳥搬家」而聞名
眼睛有一道黑色橫線穿過，令人印象深刻

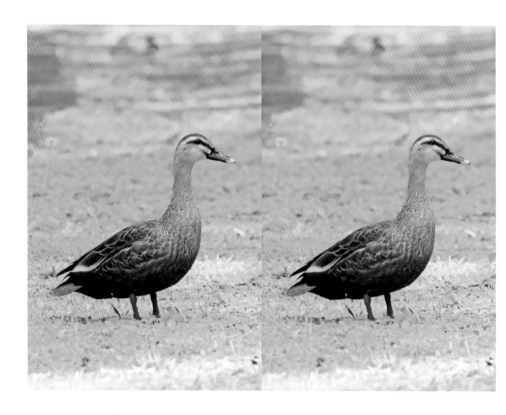

交叉法

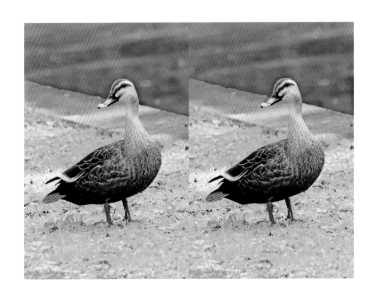

更多關於「花嘴鴨」的資訊

花嘴鴨是全身褐色調的鴨，外型並不華麗。其特徵是眼睛周圍有一道水平的棕色條紋以及其上的白色長眉。在日本，本種作為留鳥廣泛分布於本州以南的地區。其棲息地包括湖邊、沼澤、水田和河口到沿海的半鹹水區域。據說在都市中，與家鴨的雜交現象正在進行，基因上不怕人的個體數正在增加當中。因此，常常可以看到牠們在市區內毫無顧忌地休憩。牠們屬於雜食性，主要的食物包括水生昆蟲、水草、草的葉子和種子。每年春天，成對移動的親子隊伍常常成為「可愛」的新聞焦點報導，因而廣為人知。

分類：雁形目鴨科　全長：60cm
分布：日本、中國到俄羅斯東部

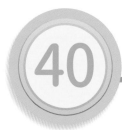

40 日本鶺鴒

棲息在水邊，是日本珍貴固有種的
黑白相間鶺鴒

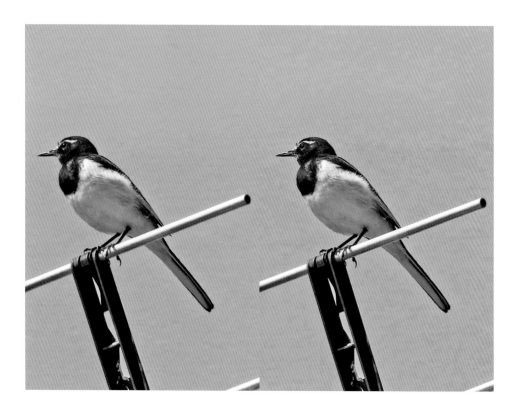

交叉法

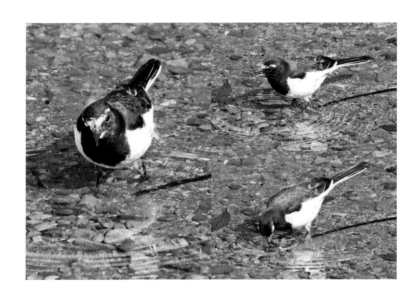

更多關於「日本鶺鴒」的資訊

日本的鶺鴒包括本種（日本鶺鴒）、白鶺鴒和灰鶺鴒共3種類。這3種鶺鴒共同的特徵是尾巴會上下擺動，其中本種和白鶺鴒共同的特徵是具有黑白相間的花紋。由於本種是日本的特有種，因此非常珍貴。其頭部、背部和胸部呈黑色，額頭、腹部與尾巴則為白色。區別本種和白鶺鴒的方法之一是，本種的額頭到眉毛的部位有一條白線，而白鶺鴒的眼睛有一條貫穿的黑線。其本質上的區別是白鶺鴒的臉頰是白色的。本種與白鶺鴒的棲息地有所區分，通常棲息在水邊。屬於雜食性，以昆蟲等為食。

分類：雀形目鶺鴒科　全長：21cm
分布：日本（特有種）

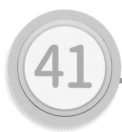

41 斑點鶇

鶇鳥擁有白色的眉毛和橘色的羽毛，
其站立的的姿態非常具有特色。

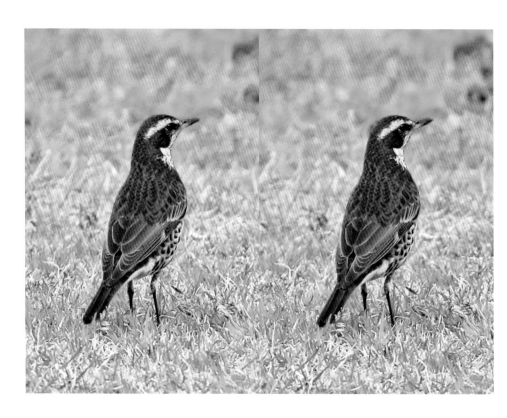

交叉法

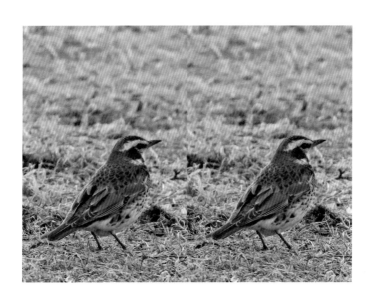

✑ 更多關於「斑點鶇」的資訊 ✐

夏季在俄羅斯東部繁殖，秋季南遷的候鳥。大約在 10
月左右飛抵日本，並在冬季期間停留。特徵包括眼睛上
有長長的白色眉毛般的斑紋，翅膀橘色部分以及腹部的
斑駁花紋等，整體呈褐色調。因為體型稍大且外觀美
麗，意外地擁有不少愛好者。牠們生活在從平地到山地
間的草原、農地、森林等地。屬於雜食性，主要以昆蟲
和果實為食。經常可以在市區或公園等開闊地區看到牠
們在覓食。其特有的動作是「雙腳併攏向前跳幾步，然
後挺胸靜止片刻的動作」。

分類：雀形目鶇科　全長：24cm
分布：俄羅斯東部、中國南部、台灣、日本等

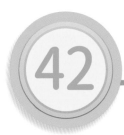

42 田鵐

田鵐是一種與草鵐相似的冬季候鳥。

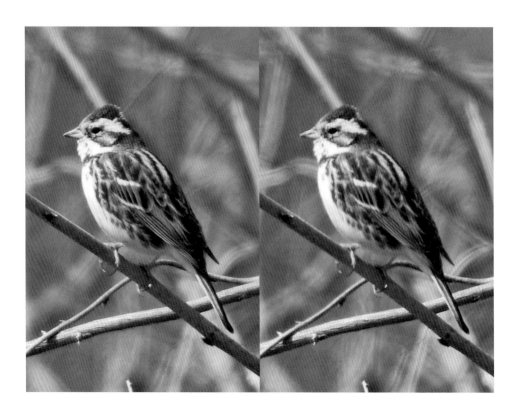

交叉法

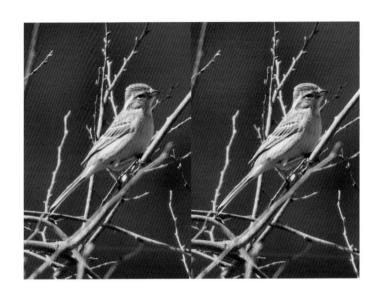

更多關於「田鵐」的資訊

外觀與草鵐非常相似，但本種是候鳥。牠們在高緯度地區繁殖，並作為冬候鳥飛到日本。「田鵐（Rustic bunting）」的名字來源於牠們頭上豎立的羽冠。整體呈褐色調，眼睛上方有條白色長眉狀的線條，頰部與下巴是白色的等等，這些特徵有些像草鵐。不同之處在於腹部的顏色，草鵐是橘色的，而本種是白色的。牠們通常在平地或山地的明亮林地、林緣、草地和農田出沒，冬季會形成數隻到數百隻的群體共同棲息。牠們會覓食地上的草種子或昆蟲作為餌食。這裡所展示的個體也是由數十隻聚集而成的群體。

分類：雀形目鵐科　全長：15cm
分布：從歐亞大陸等高緯度地區，到中國東部、日本

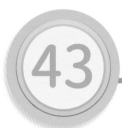

花雀

眼神可愛的冬季候鳥，
甚至會成群來到市區。

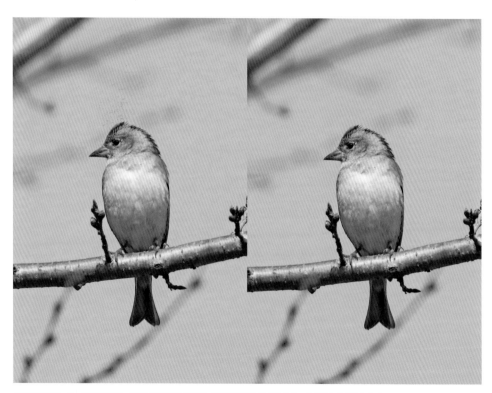

＊莫霍克髮型，是一種兩側剃光、只留下中間部分的髮型。這個名稱源自於莫霍克人，他們是紐約州北部莫霍
克谷的原住民。

交叉法

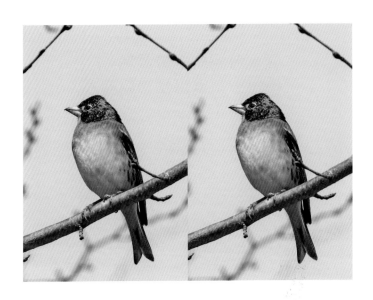

✑ 更多關於「花雀」的資訊 ✑

花雀在夏季於歐亞大陸的亞寒帶地區繁殖，冬季則往南遷徙，作為冬候鳥飛到日本。其體型略大於麻雀，整體呈黃褐色調。黑色的翅膀，白色的腹部和橘色的上胸部非常顯眼。頭上的羽毛讓人聯想到莫霍克髮型＊，左右稍微扁平，眼部和口部顯得非常可愛，尾巴的形狀像魚。上圖左半部顏色較淡的是雌鳥，右半部顏色較深的是雄鳥。據說花雀的日文「アトリ」這個名字的由來是「集團的鳥→集鳥（日語：アツトリ）」。實際上，他們確實會聚集形成大集團。2017 年的春天，在東京的市中心多個公園裡都能見到牠們的群體。

分類：雀形目雀科　全長：16cm
分布：日本、歐亞大陸及北非

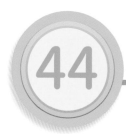

44 黃尾鴝

擁有白色紋路的羽毛，
橘色的腹部也非常美麗。

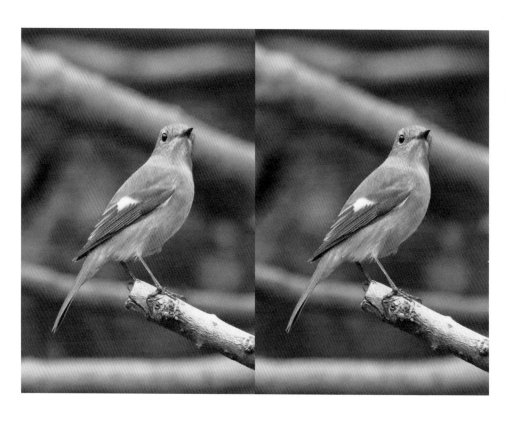

交叉法

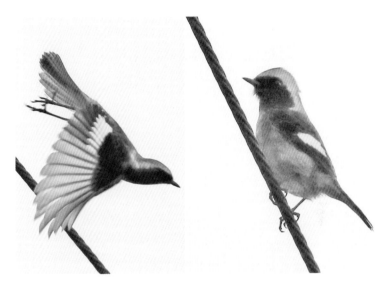

更多關於「黃尾鴝」的資訊

雄性和雌性的羽毛圖案有如兩個不同的物種。共通點是腹部和尾巴的橘色以及翅膀上的白色斑紋。雌鳥的頭部是淺褐色，配上黑色眼睛，給人一種可愛的印象；雄鳥的臉部是黑色的，頭部則像銀髮一樣，給人一種美麗的印象。牠們在西藏、中國東北部和遠東俄羅斯繁殖，冬天向南遷徙到中南半島、中國南部和日本。在日本，牠們作為冬候鳥度過非繁殖期。棲息於平地和低海拔山地的明亮開闊的森林中。由於牠們尖銳的鳥鳴聲聽起來像打火石，因而被稱為「打火石之音，日語＝火たき」，而銀髮在古時候的日語中稱之為尉（ジョウ），因此合起來就稱之為（ジョウビタキ），這也是牠們名字的由來。

分類：雀形目鶲科　全長：15cm
分布：歐亞大陸的一部分

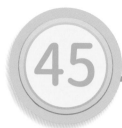

45 鵰鴞

擁有著迷人眼神、
是世界最大級的貓頭鷹

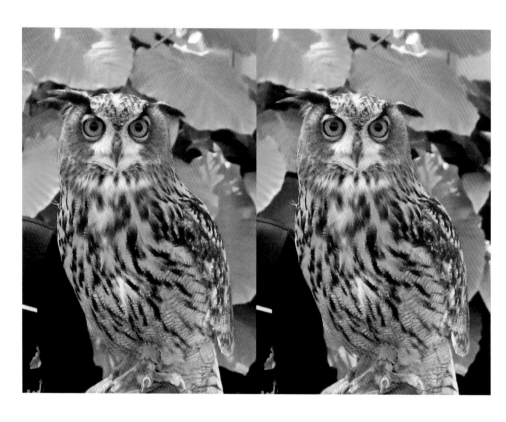

交叉法

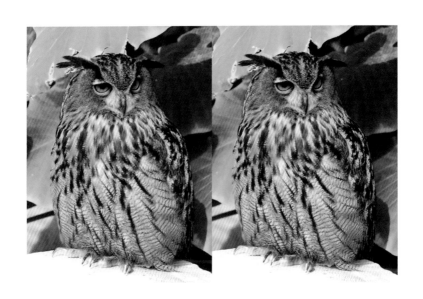

更多關於「鵰鴞」的資訊

當你被牠那雙大到不可思議的雙眼直條條地盯著看時，
會立即被牠吸引，瞬間成為牠的愛好者。這隻鳥除了擁
有那樣的魅力之外，牠的雙耳也非常可愛。牠是全世界
體型最大的貓頭鷹之一，全長可達 75cm。眼睛是紅色
的、鳥喙是黑色的，甚至腳趾上也有羽毛，身體呈褐色
並且有不規則的條紋，非常親人。令人驚訝的是，牠有
時還會捕捉狐狸和幼鹿。雖然主要分布在歐亞大陸，但
也有在日本出沒的紀錄。當你如上圖所示，看到牠以斜
視的表情注視著你時，你會感受到牠的魄力和風采，心
想著：不愧是猛禽類。

分類：鴞形目鴟鴞科　全長：60～75cm
分布：北非和歐亞大陸的廣泛地區

「立體視訓練」經驗談！

我們收到了眾多體驗過「立體視訓練」的朋友提供的回饋之音。
在此介紹一部分提供參考。

只進行了一次訓練，視野就變得明亮，物體也看得更加清楚，真是讓我驚訝不已。當我看見 3D 影像時，真的很感動。　　　　　　（29歲・女性）

看 3D 圖很有趣，全家人都能樂在其中。讀小學的孩子視力恢復了，父親也高興地說他現在可以輕鬆地閱讀報紙上的字了，每天都在搶著看書。謝謝你們。　　　　　　　（40歲・女性）

原本我的左右眼視差嚴重，感覺總是在用單眼看東西，但現在雙眼一起看東西的能力有所提升了。
　　　　　　　　　　　　（44歲・男性）

確實感覺到眼睛得到了休息。平時眼睛總是感到疲勞、眼睛深處的沉重感狀況都消失了，乾眼症似乎也得到了改善。　　　　　　　　（30歲・男性）

開始訓練三天了，以前感覺腦袋裡像是有線條糾纏在一起，但現在真的變得更清晰了。　　　（54歲・男性）

當你能看見立體視時，視野的明亮度也會讓心情更加開闊。（74歲・女性）

比起以前我的眼睛不再那麼疲勞，而且更容易專注於學習，能夠有效地轉換心情，這都要歸功於這次的訓練。
　　　　　　　　　　　　（18歲・女性）

能夠改善散光、老花眼！請多推薦給中高年以及老年人。　（59歲・男性）

隨著視力的恢復，我驚訝地發現到自己肩膀僵硬的情況也得到了舒緩。我將繼續進行，期待看到更多的效果。
　　　　　　　　　　　　（49歲・男性）

在學校進行視力檢查時，我的視力只有 0.4，被建議要配戴眼鏡。但我不喜歡戴眼鏡，因此進行了訓練。兩周後再次測量時，我的視力已經提升到 0.8，不需要再配戴眼鏡了。
　　　　　　　　　　　　（14歲・女性）

如同上面的讀者所述，我們已經收到了各種的體驗報告。
希望大家也能通過本書，獲得更強大的效果。

可愛的小麻雀

　　最後，我將從過去拍攝的小麻雀照片當中，選擇幾張來介紹。這些 3D 照片帶有「交叉法」的圖示。請用交叉法來欣賞立體視的效果。

　　「小麻雀」可以說是「身邊常見鳥類」的代表，但由於都市化的影響，其數量有減少的傾向。希望能永遠欣賞到牠們可愛的身影。

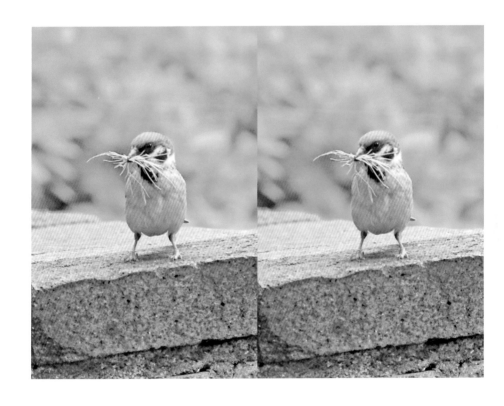

嘴上叼著築巢材料的麻雀

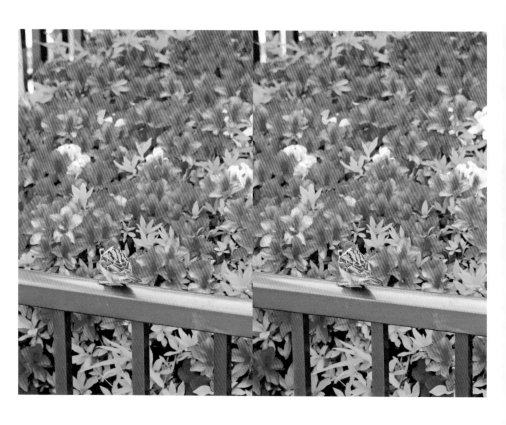

正在鑑賞盛開的杜鵑花的小麻雀

前方欄杆上停留的小麻雀，
正一心一意地欣賞著盛開的杜鵑花。

交叉法

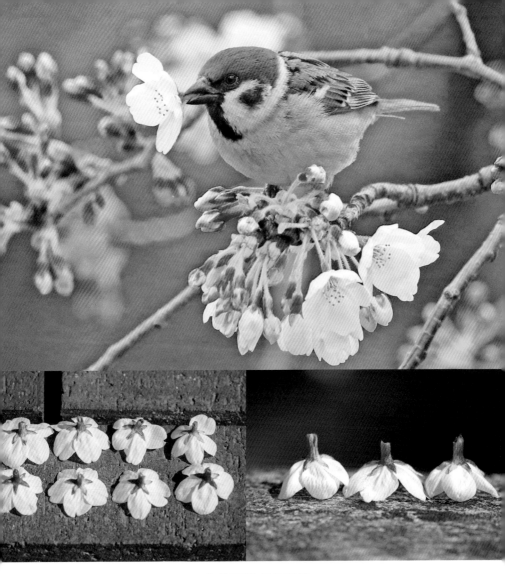

麻雀喜歡啄食櫻花

如果你看到櫻花樹下有掉落的櫻花，有可能是麻雀啄過的。櫻花的中央深處有花蜜，但牠們的鳥喙較短，無法吸食。因此，麻雀會從櫻花的側邊咬住根部，將其咬斷以舔食花蜜，花朵便隨之而掉落。

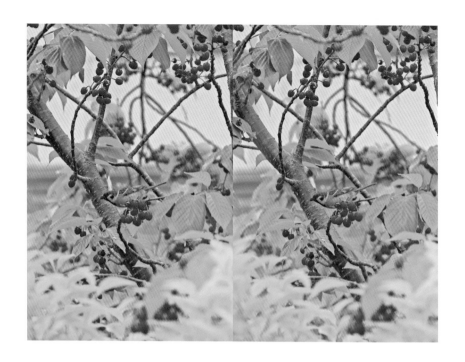

麻雀來吃櫻桃了

四月末時，麻雀在四國一座著名寺院的庭院裡，
津津有味地享用著成串鮮紅的櫻桃。

交叉法

白色的大花四照花與
麻雀

交叉法

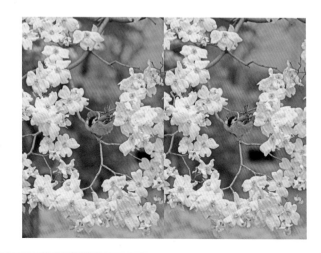

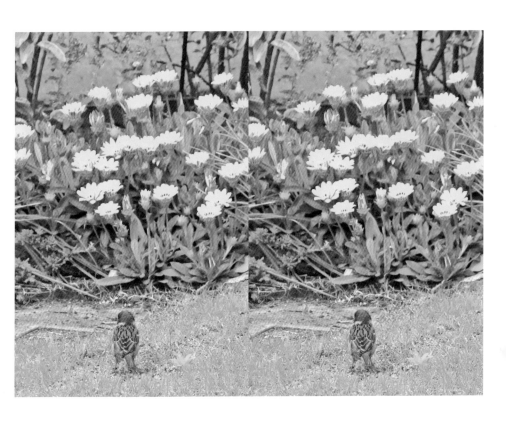

勳章菊屬的花朵與麻雀

交叉法

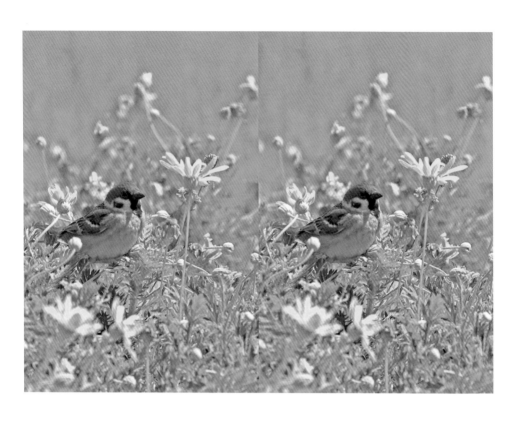

銀葉情人菊與麻雀

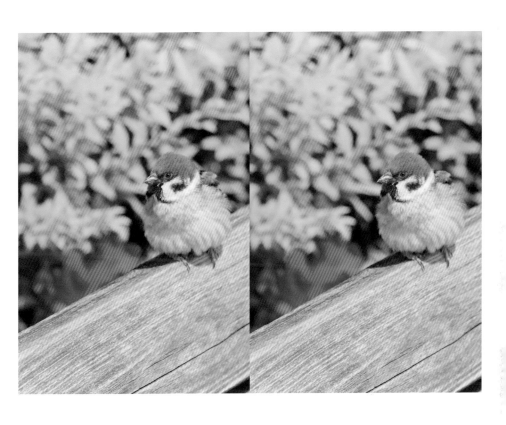

在長板凳上曬日光浴

透過 Q&A 深入了解
享受樂趣的同時
得到最大的效果

在這裡，我將透過「Q&A 方式」來介紹經常被問到的問題。通過解答有關立體視方法的問題點，幫助您掌握更有效果的方法。

一定能成功！持續練習是關鍵！

Q | 在近視的情況下，應該使用「交叉法」還是「平行法」哪一個來進行訓練？

A 理想的情況下，應該同時進行交叉法和平行法來訓練。因為希望自身可以均衡地提高自由自在地調節對焦的能力。如果要側重於某一種方法，近視的人通常看近處的時間多，所以建議使用平行法。而遠視的人難以將焦點對準近處，所以應該重點練習交叉法。

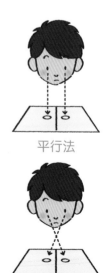

平行法

交叉法

A 實際上進行過訓練的老花眼人士也反映，他們的視力變得更清晰，老花眼也有所改善。和遠視一樣，老花眼的人也呈現難以對近處對焦的狀態，因此可以側重於交叉法的訓練。另外，當自律神經得到調節時，「睫狀肌」的運作也會更加順暢，這對於老花眼也會產生效果。

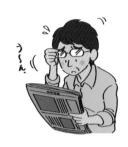

〈眼睛的構造〉

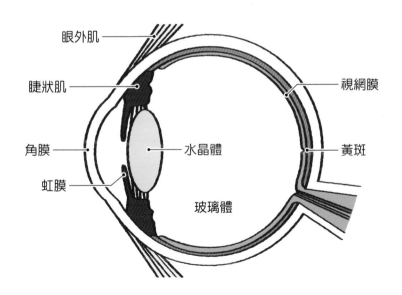

眼外肌

睫狀肌

角膜

虹膜

視網膜

黃斑

水晶體

玻璃體

Q 進行訓練的時間應該是早上、中午還是晚上比較好呢？另外，一天應該進行多少時間呢？

A 基本上在任何時間進行訓練都可以，但如果在早上進行訓練，會有助於眼睛和大腦的熱身，使你可以用清晰的狀態開始一天的工作或學習。晚上進行訓練時，則可以在放鬆時間進行，幫助你消除眼睛和大腦一天的疲勞，並在良好的狀態下入睡。每天訓練約 3 分鐘即可。

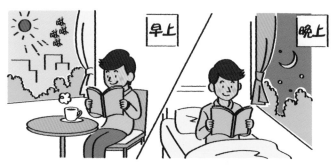

幫助 1 天開始的醒腦，以及幫助夜晚消除疲勞！

Q 就差一點點，圖像還是無法重疊。

A 可以嘗試改變眼睛與圖片之間的距離，並通過第 14 頁的立體視練習，或第 17 頁的維也納香腸測試練習，來掌握調節視線的技巧。當你能夠順利調節焦點的位置時，大腦就會開始解讀圖像、並且使圖像重疊，呈現立體的效果。

Q 平常是配戴隱形眼鏡，如果在進行訓練的時候，裸眼會比較好嗎？

A 根據我的研究數據，無論是否佩戴隱形眼鏡，效果都是一樣的，所以都可以。

不過，如果你平常在工作、學習或讀書的時候使用眼鏡或隱形眼鏡，建議在這種狀態下進行訓練，因為眼睛與大腦會無意識地適應這種狀態。

Q 孩子為了改善視力正在進行訓練，但似乎無法掌握交叉法。只練習平行法也能恢復視力嗎？

A 雖然理想的狀態是能夠同時掌握兩種方法訓練，但根據我的研究，即使只進行一種方法的訓練，視力也會有所改善。

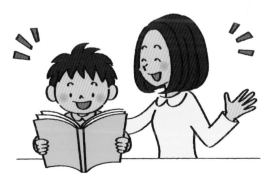

與孩子一起享受視力恢復的過程。

Q 身體狀況良好時，可以長時間訓練嗎？
這樣也會有效果嗎？

A 持續長時間的訓練其實並沒有太大的意義。最好在不會感到疲勞的範圍內，並設定一個合適的時間和訓練量來進行。正如先前所述，1 天訓練約 3 分鐘就能夠產生效果。

雖然只是觀看照片也能帶來療育的效果，這一點往往會被我們忽略。然而，「立體視訓練」是為了鍛鍊「眼力」而進行的，與單純作為一種享樂或遊戲而進行立體視的場合有所不同。

重點不再於訓練時間的長短，而在於能否讓立體視在整個視野中清晰可見，並且能夠迅速地進行焦距的調節。

即使是短時間訓練也有效果！

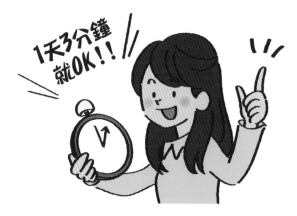

1天3分鐘就OK！！

Q 全部的照片都看過了，重複地觀看同一張照片是否還有效果呢？

A 立體視的目的並不僅僅是能夠看到立體圖像就結束了。真正的效果是來自於讓眼睛和大腦以不同於日常的方式進行調節。最後，來介紹一些能夠更進一步增強眼力的方法：

1 保持立體圖像的立體感，同時「將目光移動到立體圖像的右上、右下、左下、左上」。重要的是要保持立體視空間不會崩潰。這可以促進眼筋的均衡使用。

2 「試著均衡地使用左右視野」並「嘗試以整體的方式觀察目標」。這可以促進視野的均衡使用。

3 「用心觀察目標的每一個細節，使其立體而清晰」吧！接著，嘗試調整眼睛與書本的距離遠近。反覆地進行這些操作、可以促進大腦的活性化。

4 嘗試「運用感受性、想像力和聯想力」，同時「回憶過去的經驗並帶入情感」觀看吧！對於背景清晰的照片，「試著記住立體空間，即使閉上眼睛也能清晰地回憶起來」。接著「試著重現這些回憶」。當你在拍攝鳥類時，你會經常感到與人類的共通點，這會讓你感到溫馨、有趣，甚至驚訝。讓我們加入這種情感的元素，最大限度地玩味「通過觀察鳥類的立體視所獲得的療癒效果」吧！

如果以上的 4 個項目能夠確實地執行，你的視力將會自然地提高、你會感到你觀看事物的眼睛正在不斷地變化。

索 引

依筆劃排序

大白鷺 —————————52
小白鷺 —————————48
太陽鸚鵡 ————————86
日本鶺鴒 ———————100
日菲繡眼鳥 ———————40
北長尾山雀 ———————26
田鵐 ————————————104
白頰山雀 ————————72
白鵜鶘 —————————58
白鶺鴒 —————————64
托哥巨嘴鳥 ———————84
灰冠鶴 —————————80
灰喜鵲 —————————28
灰椋鳥 —————————62
西美鷗 —————————78
赤翡翠 —————————70
東方大葦鶯 ———————66
花雀 ————————————106
花嘴鴨 —————————98
金背鳩 —————————44
金翅雀 —————————22
非洲琵鷺 ————————54
疣鼻天鵝 ————————94

美洲紅鸛 ————————90
家燕 ————————————30
琉球松鴉 ————————82
粉紅背鵜鶘 ———————56
草鷺 ————————————38
野鴿 ————————————46
麥哲倫環企鵝 ——————76
斑嘴環企鵝 ———————77
斑點鶇 —————————102
棕耳鵯 —————————42
費氏牡丹鸚鵡 ——————88
黃尾鴝 —————————108
煤山雀 —————————34
蜂鳥 ————————————92
綠頭鴨 —————————96
翠鳥 ————————————24
蒼鷺 ————————————50
褐頭山雀 ————————32
鴛鴦 ————————————74
藍磯鶇 —————————68
雜色山雀 ————————36
鯨頭鸛 —————————60
鵰鴞 ————————————110

作者介紹

栗田昌裕

1951 年生於日本。畢業於東京大學理學部，完成同大學的碩士課程（專攻數學）及醫學部畢業。內科醫師。曾赴美國加利福尼亞大學留學。擁有醫學博士、藥學博士學位。現任群馬パース大學校長，SRS 研究所所長。

他是日本首位通過速讀一級檢定考試的人。此後，他提倡以速讀為入門的 SRS 能力開發法，這種方法已被多家企業用於培訓以及學校採用。他也是全國知名的「玩轉手指體操」的創始人。本書中介紹的「3D 立體視訓練」也是栗田式能力開發法之一，截至目前為止已有超過 50 萬人體驗，並實際感受其效果。

著作包括『光の「速読法」と「記憶法」が 5 日間で身につく本』『イラスト図解でよくわかる記憶力がいままでの 10 倍よくなる法』（以上為三笠書房 出版）、『謎の蝶 アサギマダラはなぜ海を渡るのか？』（PHP 研究所 出版）等多部作品。

【X】https://twitter.com/kurita88

TITLE

看圖就能變鷹眼　３Ｄ賞鳥視力恢復法

STAFF		ORIGINAL JAPANESE EDITION STAFF
出版	瑞昇文化事業股份有限公司	本文デザイン＆DTP◎星山誼彰（ライラック）
作者	栗田昌鈺	本文イラスト◎あかませいこ
譯者	闕韻哲	

創辦人 / 董事長	駱東墻
CEO / 行銷	陳冠偉
總編輯	郭湘齡
責任編輯	張聿雯
文字編輯	徐承義
美術編輯	謝彥如　李芸安
國際版權	駱念德　張聿雯

排版	曾兆珩
製版	印研科技有限公司
印刷	龍岡數位文化股份有限公司

法律顧問	立勤國際法律事務所　黃沛聲律師
戶名	瑞昇文化事業股份有限公司
劃撥帳號	19598343
地址	新北市中和區景平路464巷2弄1-4號
電話 / 傳真	(02)2945-3191 / (02)2945-3190
網址	www.rising-books.com.tw
Mail	deepblue@rising-books.com.tw
港澳總經銷	泛華發行代理有限公司

初版日期	2024年9月
定價	NT$350／HK$109

國家圖書館出版品預行編目資料

看圖就能變鷹眼：3D賞鳥視力恢復法/ 栗田
昌鈺著作 ; 闕韻哲譯. -- 初版. -- 新北市 : 瑞昇
文化事業股份有限公司, 2024.09
128面 ; 14.8X20公分
ISBN 978-986-401-770-6(平裝)

1.CST: 眼科 2.CST: 視力 3.CST: 鳥類 4.CST:
動物圖鑑

416.701　　　　　　　　　　　　113011911